AF396106

ÉTUDES

SUR LE

VITALISME ORGANIQUE

LA FIÈVRE PUERPÉRALE

PAR M. PIDOUX,

MÉDECIN DE L'HÔPITAL LARIBOISIÈRE.

PARIS

TYPOGRAPHIE FÉLIX MALTESTE ET Cie,

Rue des Deux-Portes-Saint-Sauveur, 22.

1858

Publications de **l'Union Médicale**, Avril, Mai, Juin et Juillet 1858.

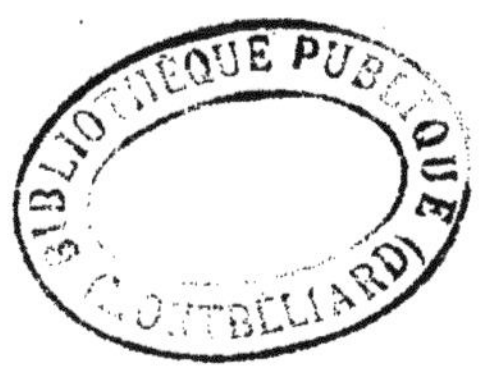
BIBLIOTHÈQUE PUBLIQUE (MONTBELIARD)

ÉTUDES

SUR LE

VITALISME ORGANIQUE

LA FIÈVRE PUERPÉRALE

La publication de ce Travail est toute de circonstance.
Elle a été excitée par les débats qui viennent d'avoir lieu
à l'Académie de médecine sur la Fièvre puerpérale.
J'ai saisi cette occasion d'appliquer à tout un ordre im-
portant de maladies aiguës, des principes, fruit de longues
méditations cliniques, que j'expose intimement chaque
jour à l'hôpital où ils se sont formés, et où je les vérifie
sans cesse.

Si j'assemble en un petit volume ces Notes semées
d'abord dans les feuilles de l'Union Médicale, c'est que
le morcellement nuit beaucoup à l'intelligence d'une
Œuvre où circulent des principes nouveaux, liens profonds de toutes les parties.

Ces principes, ce fil que le lecteur ne doit jamais

lâcher sous peine de se perdre, s'est brisé à tout instant dans ses mains pendant trois mois. J'ai voulu en rétablir la continuité.

Fasse bientôt l'Assistance publique émue comme une mère, que la femme du pauvre, qui après avoir porté le poids de la chaleur et du jour enfante deux fois dans la douleur, échappe au moins à l'empoisonnement mutuel des Maternités! Qu'elle soit secourue chez elle, entourée de la sympathie des siens, quand elle remplit une fonction qui est la source vivante de la famille, et une occasion touchante d'en resserrer les liens.

C'est la conclusion des pages qu'on va lire.

ÉTUDES

SUR LE

VITALISME ORGANIQUE

—

LA FIÈVRE PUERPÉRALE

CHAPITRE Ier.

—

LA FIÈVRE PUERPÉRALE EN ELLE-MÊME.

I

La théorie de la fièvre puerpérale est exclusivement livrée à deux erreurs, l'ontologie médicale et l'anatomisme. — Le vague de l'une et l'étroitesse de l'autre disparaissent dans une doctrine basée sur l'anatomie d'évolution. — Ce principe nouveau unit sans éclectisme les prétentions des deux systèmes rivaux.

L'Académie de médecine est divisée en deux camps au sujet de la fièvre puerpérale, le camp des *généralisateurs* et le camp des *localisateurs*, des *ontologistes* et des *anatomistes*. Les uns et les autres ne représentent qu'un côté des faits, qu'une face de la question : ils tiennent une moitié de la vérité, mais la croyant tenir toute, ils n'ont chacun qu'une erreur. Pourtant, les deux ordres de faits sur lesquels s'appuient les localisateurs et les généralisateurs ne sont pas incompatibles; ils ne s'excluent que dans l'éclectisme, parce que, manquant d'un principe supérieur pour les unir, l'éclectisme prétend allier, non les faits dont se prévaut chaque parti, mais ses principes. Cependant ceux-ci se repoussent absolument, et en les unissant, on n'obtient qu'une troisième erreur.

II

Les généralisateurs veulent que les maladies puerpérales, dans lesquelles l'économie tout entière est affectée, soient primitivement générales, et que les lésions locales qu'on rencontre dans l'appareil utérin, ne soient que secondaires, comme dans cette classe de maladies qu'on appelle les fièvres. Les localisateurs soutiennent que la maladie commence par l'appareil utérin ; que là est son point de départ, et qu'elle ne se généralise que par voie de sympathie, ou plutôt que par la dissémination de matières infectieuses puisées dans ce foyer, et transportées par les vaisseaux à tout l'organisme ; ils veulent, par conséquent, que l'état morbide ne soit que secondaire, comme dans cette classe de maladies qu'on désigne sous le nom de phlegmasies.

Le système des anatomistes est positif, mais étroit ; celui des ontologistes est moins borné et peut-être moins faux ; mais il est vague et indéterminé. Tous deux, à des degrés différents, soulèvent des répugnances légitimes. Les ontologistes n'ont pas autant qu'ils le pensent, le droit d'admettre des maladies puerpérales, car ils excluent de ces maladies les organes puerpéraux. Les localisateurs n'ont ce droit en aucune manière, car ils ne nous montrent dans les lésions de l'appareil utérin que des affections communes, inflammations, suppurations, dépôts de matières septiques, comme on les peut rencontrer accidentellement chez toutes les femmes, dans toutes les circonstances de la vie, et sans rien qui ressemble à la fièvre puerpérale.

III

Avant d'arriver aux faits cliniques, il importe de répandre autour d'eux la lumière de la physiologie.

On sait les changements qui surviennent chez la jeune fille à la puberté. Ils sont de deux ordres, les uns locaux, les autres généraux. Je demande si les uns sont secondaires par rapport aux autres, et si, par exemple, c'est l'évolution fonctionnelle des organes génitaux, qui produit l'évolution des caractères généraux du sexe féminin ; ou bien si c'est le développement de ces attributs généraux et de cette constitution féminine marquée partout, dont chaque cellule des tissus et chaque globule du sang sont, si je peux ainsi dire, imprégnés, je demande si c'est cet état général nouveau de l'économie, qui produit secondairement l'évolution de l'appareil utérin ; et je refuse de répondre, parce que, à des questions mal posées, il n'y a pas de solution possible. Ces questions sont captieuses, en effet, car elles promettent une vérité qu'elles ne contiennent pas. Je m'explique.

Les propriétés et les aptitudes générales de la nature féminine ne peuvent pas plus naître de toutes pièces de l'excitation utérine au moyen des sympathies ou de la dissémination d'une matière puisée par la circulation dans ce foyer de vie, que les propriétés nouvelles de l'appareil utérin, ne peuvent être le terme et le produit des propriétés vitales nouvellement développées dans toute l'organisation de la jeune fille. L'utérus n'est donc pas la cause des changements généraux qui, à dater de la puberté, caractérisent la femme, IL EN EST LE CENTRE ; il n'est pas davantage le terme ou l'effet des changements opérés dans l'ensemble, IL EN EST L'ORGANE REPRÉSENTATIF ET LA PLUS HAUTE EXPRESSION ; il est le pouvoir exécutif des fonctions de reproduction auxquelles coopère solidairement avec lui toute l'économie de la femme.

IV

Il résulte de là, que l'appareil de la reproduction chez la femme, se compose, non seulement de l'utérus, des ovaires, et des mamelles, mais encore de tous les éléments organiques et de toutes les propriétés vitales qui, fondus dans le sang et les tissus du corps de la femme depuis la puberté jusqu'à l'âge critique, se rapportent aux fonctions reproductrices, et sympathisent plus particulièrement avec les organes centraux de ces fonctions. Ces éléments caractéristiques partout présents, et ces organes centraux bien localisés forment, je le répète, l'appareil de la reproduction. On n'en peut rien distraire, c'est un organisme complet. Il a son unité et ses parties hiérarchiquement liées et réciproquement nécessaires. Au point de vue de l'anatomie mécanique ou descriptive, cette manière de concevoir un appareil organique ne se justifie pas ; on ne la comprend qu'en se plaçant au point de vue de l'anatomie vivante ou d'évolution, base de la physiologie et seule médicale. L'anatomie descriptive, même générale, est mortelle à la médecine. Les éléments généraux n'ont aucun moyen d'agir sans leur centralisation utérine ; celle-ci, séparée des propriétés générales qu'elle représente, ne répond à rien dans l'économie de la femme, elle y est vraiment un appareil inutile, un organe qui n'a pas sa raison dans l'ensemble, et qui par conséquent ne saurait entrer en action. Je défie qu'on les conçoive mieux l'un sans l'autre, que le centre sans la circonférence.

Mais c'est lorsque cet organisme de la reproduction fonctionne et domine dans la femme, c'est surtout lorsqu'il est malade comme tel, que les rapports et l'unité que je viens de déterminer, se prononcent et accusent la fausseté des systèmes qui sont en présence à l'Académie au sujet des maladies puerpérales.

V

Que voit-on dans la grossesse ? toute l'économie de la femme

modifiée puerpéralement sous l'influence de l'imprégnation utérine, et par là, toute son organisation sympathiquement fécondée,
consentientia omnia. Dans la formation de la puberté, les trois
centres organiques de la reproduction, l'utérus, les ovaires et les
mamelles, et avec eux, tous les éléments généraux et toutes les
propriétés vitales de reproduction disséminées dans l'organisme
de la femme, ont évolué simultanément et en vertu d'une sympathie réciproque. Dans la grossesse, l'impulsion est partie, il est
vrai, du centre utérin de l'appareil de reproduction ; et les éléments
simples et disséminés de cet appareil, n'ont été excités que secondairement à se développer ; mais ils n'en ont pas moins évolué
en vertu de propriétés spéciales, de propriétés de reproduction
préexistantes dans chaque point de l'économie. Cette fois, la vie
nouvelle de la femme a paru partir du centre principal de son
unité ; mais aussitôt, et peut-être dans un instant indivisible, tous
les éléments généraux de l'appareil on été émus et sont entrés
en exercice pour fermer le cercle de cette fonction. Chaque partie
a reçu simultanément, et selon son degré d'importance et de vie,
l'ébranlement initial de la conception. Toute l'économie a conçu
par l'utérus et avec lui. Cette action et cette réaction réciproquement infinies, ont constitué la gestation ; et arrivée au terme de cet
état, la femme est véritablement tout utérine. C'est bien alors
qu'on peut dire d'elle avec Van Helmont : PROPTER UTERUM SOLUM,
tota fœmina est id quod est. La constitution entière est modifiée
au point de vue embryogénique, et vers la fin de la gestation surtout, le sang qui renferme les éléments de toutes les sécrétions,
est singulièrement préparé pour une application des matériaux
nourriciers du fœtus, à la formation du liquide qui va alimenter
son développement lorsqu'il ne communiquera plus avec sa mère
par les vaisseaux ombilicaux. Alors, le centre de l'appareil reproducteur sera changé, et toute la femme formera du lait par les
mamelles.

VI

Je suppose connues les modifications que le sang et les tissus
ont subies dans leur composition et leur plasticité à ce moment intéressant pour nous, où tout est prêt pour la naissance des maladies puerpérales; et je demande aux ontologistes et aux anatomistes de vouloir bien reconnaître ici leur position respective, et
de déclarer, si comme physiologistes, ils la maintiennent.

L'état puerpéral physiologique dont toute l'économie est imprégnée, dans la grossesse, procède-t-il mécaniquement de l'utérus,
comme l'en font sortir les anatomistes dans l'ordre pathologique ?

Cet état précède-t-il, au contraire, et domine-t-il le développement que prend l'appareil utérin pendant la grossesse; et celui-ci
lui est-il subordonné comme un effet à sa cause, ainsi que le fait
supposer la théorie des ontologistes sur les rapports des lésions
utérines avec l'affection générale désignée par eux sous le nom de
fièvre puerpérale ?

J'espère que la réponse des uns et des autres n'est pas dou-
teuse. Il y a donc, peut-être, une troisième manière de comprendre les rapports des lésions utérines, avec l'état morbide de toute
l'économie, dans cette maladie sur la nature et les grands rapports de laquelle l'Académie ne présente pourtant que deux solu-
tions possibles, celle des anatomistes, et celle de ces vitalistes
vagues qui ont mérité justement le nom d'ontologistes.

Poursuivons notre étude, et en suivant pas à pas la nature dans
sa transition de l'état sain à l'état morbide, nous verrons que
si, dans ces deux états, les faits sont changés, les lois auxquelles
ils obéissent sont les mêmes, et que ce qui est vrai de l'un de ces
deux ordres, l'est également de l'autre, selon cette pensée simple et
juste d'Hippocrate : *Quæ faciunt in sano actiones sanas, eadem
in aegro morbosas.*

VII

La femme est à terme, elle accouche. Certes, toute l'économie est entrée en action; mais l'utérus a été le centre de l'effort et l'instrument de la délivrance. Il a accompli une fonction ; une fonction violente, périlleuse, et qui ne s'est pas accomplie sans emprunter à l'ordre pathologique plusieurs de ses caractères. Aussi, l'état de l'organisme, après ce travail, est-il une disposition imminente à la maladie, et participe-t-il autant de l'ordre pathologique que de l'ordre normal. Et, en effet, après deux jours environ, cet état conclut à une pyrexie particulière qu'on nomme la *fièvre de lait*.

Quest-ce que la fièvre de lait? Les centres organiques de la vie de reproduction, l'utérus et les mamelles en sont-ils le point de départ? Est-elle symptomatique, comme on dit, d'une excitation primitive de ces centres de vie? ou bien s'élève-t-elle primitivement de tous les points de l'économie pour se terminer aux mamelles avec la sécrétion du lait, et comme par l'élimination d'un corps étranger déposé dans un lieu quelconque? Nous retrouvons encore ici les deux seules opinions des pathologistes en présence aujourd'hui à l'Académie. Supposez un instant, que la fluxion et la sécrétion laiteuse soient une fluxion inflammatoire et une sécrétion purulente; et les deux systèmes, qui n'osent pas s'avouer en physiologie, s'étaleront à la tribune académique. Le bon sens des anatomistes et des ontologistes peut se révolter : je ne m'attaque qu'à leurs théories, et je prétends qu'elles sont du plus grossier humorisme, et que sous ce rapport, notre science, plus riche et plus exacte dans le détail que celle de nos devanciers, n'a rien gagné en force et en profondeur. Nous en sommes à Boerhaave. L'humorisme ne peut pas plus se passer de l'anatomie morte ou descriptive que la médecine mécanique. Il est condamné à y prendre toutes ses explications.

VIII

Le sang et toute l'économie imprégnés d'éléments propres à la formation du lait; deux glandes où ces propriétés galoctogénésiques sont ramassées à la plus haute puissance, comme la force hématosique au cœur, et les propriétés sensibles au cerveau : tel est l'appareil de la sécrétion du lait. A un moment donné, cet appareil particulier, — *animal in animali* — s'ébranle simultanément dans ses organes exécutifs comme dans ses parties simples et élémentaires, et une formation nouvelle s'accomplit.

Les mamelles n'en sont ni le point de départ ni le terme; elles en sont le centre hiérarchique, c'est-à-dire le centre comme dans tout système vivant et organisé. En dehors de cette idée prise de l'anatomie d'évolution, tout n'est qu'humorisme et explications mécaniques prises de l'anatomie du cadavre.

Mais il arrive que l'organisme, ainsi imprégné pour la sécrétion laiteuse, est altéré par une cause interne et des conditions externes quelconques, et notre fièvre puerpérale, au lieu d'être physiologique et de conclure à la formation du lait, va être purulente et conclure à une phlegmasie péritonéale, utérine, péri-utérine, et à la suppuration de ces parties, puis, peut-être, à un entraînement purulent de toute la masse, à une tendance du sang à se transformer en pus, etc. La théorie de ces deux fièvres, de ces deux fluxions et de ces deux sécrétions sera-t-elle différente pour cela? Non. Comme tout à l'heure, l'appareil utérin ne sera ni le point de départ, ni le point de dépôt de la fièvre et de l'infection purulente, il en formera le centre; il représentera l'affection puerpérale à sa plus haute puissance, il en sera la tête; idée aussi éloignée de celle des généralisateurs ontologistes et des localisateurs anatomistes, que l'idée de vie, c'est-à-dire d'organisation ou d'association sympathique d'éléments qui vivent tous d'une vie propre et commune, mais qui sont représentés à divers degrés de puissance dans des centres hiérarchisés, est différente de l'idée d'un mécanisme fait de main d'homme. Il y a entre ces deux points de vue, la distance de l'intussusception à la justà-position, ou de l'embryologie à l'anatomie morte et extérieure qu'on étudie à l'amphithéâtre.

IX

J'ai exposé dans ce journal (mai 1855) les mêmes idées, mais appliquées à la sécrétion urinaire et à la maladie de Bright. J'ai démontré, que ni les altérations générales de l'économie ne précédaient et ne causaient dans cette maladie les altérations caractéristiques du rein; ni celles-ci ne précédaient et ne causaient l'anasarque et les déviations spéciales de l'hématose et de la nutrition, mais que ces deux ordres de dégénérations, et locales et générales, étaient indivisibles et simultanées comme là sécrétion urinaire elle-même. Celle-ci, en effet, s'accomplit élémentairement partout, et éminemment au rein où se trouve centralisée sa plus haute puissance. C'est une loi générale donnée par l'embryogénie; c'est la nature prise sur le fait; c'est le principe même de la physiologie. Il est applicable à toutes les sécrétions. En médecine, il peut seul fournir les bases d'une bonne pyrétologie, comme je le prouverai plus tard. En attendant, il résout la difficulté qui s'élève entre les localisateurs et les généralisateurs au sujet de la fièvre puerpérale. Il les met d'accord en les condamnant les uns et les autres, et en unissant dans une théorie supérieure, les faits dont chaque système se prévaut exclusivement.

Les altérations que présente l'appareil utérin dans cette maladie, ne sont pas plus la cause et l'origine de la fièvre et des altérations générales, que celles-ci ne sont l'origine et la cause des lésions utérines. C'est un cercle, comme d'ailleurs toutes les fonctions et toutes les maladies. Il y a là une affection simultanément générale et locale avec des degrés divers de concentration. Son appareil se compose, non seulement de l'utérus et de ses annexes, mais des éléments disséminés et des propriétés simples de tout l'organisme qui sont spécialement afférents à la fonction puerpérale.

Comme l'organisme forme partout les éléments de l'urine, et que l'urination parfaite s'accomplit aux reins, centre de la fonction, ainsi dans la fièvre puerpérale purulente, tout l'organisme de la femme forme les éléments du pus, mais la suppuration s'opère dans l'utérus et ses annexes, etc., centres de l'affection puerpérale. Toute l'histoire de la puberté, de la gestation, de l'accouchement et de ses suites, prouve que l'économie entière est liée à l'utérus pour former l'état puerpéral physiologique. Dans cet état, toutes les parties de l'organisme tournées vers la fonction de reproduction font la même chose ; elles sont imprégnées des mêmes propriétés fondues partout avec le sang et les tissus, mais centralisées dans l'appareil utérin.

Maintenant, que l'état puerpéral passe au type pathologique ; et dans ce désordre, dans cet état autre *(alter)*, ou dans cette *altération,* les mêmes rapports et la même unité organisée subsisteront. Tous les éléments puerpéraux disséminés, toutes les propriétés vitales de cette espèce, dont l'économie entière est imprégnée, seront viciés ; et l'appareil utérin, centre de cet état morbide, ramassera et représentera cette altération générale au plus haut degré. C'est en lui que les désordres seront le plus marqués ; c'est en lui, que ce qui est partout élémentaire et séminal, sera composé et mûr. Il n'en est donc, comme je l'ai dit, ni l'origine, ni le terme, ni le point de départ, ni le point de dépôt : il en est le centre vivant. Cette idée est essentiellement différente de celle des localisateurs et des généralisateurs, et, à plus forte raison, de la fusion éclectique de ces deux systèmes. Elle enlève à ces systèmes toute raison d'être ; elle ne leur laisse même plus rien de spécieux ; car elle s'assimile par la force d'un principe supérieur, les faits incontestables sur lesquels ils s'appuient tous deux, et ne leur laisse que leurs erreurs.

L'existence de lésions utérines, etc., ne prouve pas que la fièvre puerpérale soit une maladie primitivement locale. — L'absence de ces lésions ne prouve pas davantage que les organes puerpéraux soient étrangers à la maladie. — Celle-ci est primitivement locale et générale. — La surface placentaire, après la délivrance, n'est pas une plaie; les lochies ne sont pas du pus.

I

J'ai essayé d'unir sans éclectisme les faits sur lesquels s'appuient et les localisateurs et les essentialistes, et de ne laisser aux uns et aux autres que leurs erreurs. Que disent, en effet, les anatomistes?

On trouve toujours dans la fièvre puerpérale une inflammation de l'utérus, ou de ses annexes, ou de ses veines, etc., et toujours du pus dans celles-ci, ou des liquides putréfiés et délétères à la surface de la plaie placentaire; donc, l'affection générale n'est pas primitive; donc les phlegmasies disséminées, donc les abcès multiples, etc., sont des phénomènes consécutifs. Ils ne naissent pas d'une disposition morbide préexistant partout et plus prononcée là où ils se forment. Leur origine n'est qu'une absorption, leur développement qu'une translation, leur maturité qu'un mélange avec le sang préalablement sain, et qu'un dépôt. On s'est trompé : la fièvre puerpérale n'existe pas; ce qu'on a pris pour elle n'est qu'une injection de pus ou de sanie dans les veines de la femme bien portante. La thérapeutique de cette maladie n'est qu'une affaire de petite chirurgie, un simple pansement. Éteignez ce foyer d'inflammation commune avec des sangsues; épongez ce pus; lavez ce cloaque; et la prétendue fièvre puerpérale est tarie dans sa source. Voilà ce que contient rigoureusement le principe des anatomistes. Ces lésions locales font tout naturellement leur triomphe. Il est vrai qu'une seule observation négative peut le ruiner par sa base; et cette possibilité les trouble. Il ne faut pas la leur marchander. Supposons donc qu'on ne puisse pas leur opposer un seul fait contradictoire. Quelle conséquence en tirer? Que l'utérus ou ses annexes, ou ses veines sont toujours frappés d'inflammation et de suppuration dans la fièvre puerpérale? soit; mais on peut les défier d'aller au delà; mais l'interprétation du fait, mais ses rapports avec l'état morbide général, c'est une autre affaire : ils restent tout entiers à expliquer.

II

L'existence du pus dans les sinus utérins ne prouve pas que l'état morbide puerpéral de toute l'économie ne préexiste ou ne coexiste pas de son côté; et au contraire; car pourquoi cette suppuration? D'où vient-elle? D'où vient, d'abord, l'inflammation antécédente? car il y a là deux choses, inflammation non traumatique, plus suppuration; ce qui suppose deux éléments morbides particuliers et distincts. M. Tessier n'a-t-il pas prouvé, que le premier effet d'une phlébite simple et saine, était la formation d'un caillot obturateur? Si la phlébite n'est pas coagulante ou adhésive, si elle est purulente, c'est déjà en vertu d'une disposition pyogénique du sang, etc... — Mais les déchirures du col, mais la surface placentaire de l'utérus donnent des liquides frappés de fermentation putride; d'autres fois il s'y forme une couche pultacée grisâtre, vraie pourriture d'hôpital; et telle est la matière qui va produire une autre forme de fièvre puerpérale, l'infection putride.

Mais, objectons-nous à notre tour : d'où vient cette matière ichoreuse et putride? En vertu de quoi se forment dans l'utérus, et jusque dans les veines qui en naissent, ces produits semi-plastiques et pseudo-membraneux? Ne traduisent-ils pas une adynamie et une tendance à la dégénération typhoïde partagées par

toute l'économie et manifestées à leur plus haute puissance dans
les organes centraux des affections puerpérales délabrés par le
travail de l'accouchement ? Est-ce que la pourriture d'hôpital
n'est pas une affection générale localisée dans les plaies ? Toutes
les femmes en couche ont une plaie placentaire et absorbent par
là des liquides excrémentitiels, du sang décomposé et souvent
infect. Pourquoi toutes n'ont-elles pas de fièvre putride puerpérale ?
et comment se fait-il que tous les individus qui portent cautère
ou vésicatoire ne soient pas affectés de fièvre purulente et de
suppurations viscérales multiples ? Les ontologistes ont bien tort
de chicaner leurs adversaires sur une phlébite et une suppuration
utérine de plus ou de moins ; car ces faits témoignent bien plus
fortement contre la doctrine de la localisation qu'en sa faveur.
J'avais donc raison de dire, que la vraie théorie a le droit de
reprendre aux anatomistes ces faits complices d'une erreur entre
leurs mains vides désormais d'autre chose. Où ont-ils vu que
l'existence d'une affection locale était en contradiction avec
l'existence d'une affection générale ? Pour moi, loin de leur contester la constance des lésions utérines, je suis convaincu que
la matrice et ses annexes sont le centre des maladies puerpérales, alors même que l'anatomiste le plus exact serait incapable
d'y découvrir la moindre lésion pathologique définie ! Et cet
exemple se réalise à mes yeux dans ces typhus puerpéraux épidémiques qui foudroient les femmes en couche dans les hospices
spéciaux, sans aucune lésion locale appréciable ni dans l'utérus
et ses veines, ni dans le péritoine, ni ailleurs. Ces faits portent le
dernier coup aux localisateurs. Les généralisateurs triomphent
à leur tour ; mais, je l'ai déjà dit, ils n'ont peut-être pas ce droit
autant qu'ils s'en flattent.

III

Que disent les généralisateurs ? Qu'on rencontre des affections puerpérales sans aucune altération circonscrite des organes du bassin, et sans péritonite; et ce sont les plus graves, les plus rapidement, les plus inexorablement mortelles; et ils en concluent que cette maladie est bien une pyrexie, une fièvre, — et ils ont raison, — mais que cette fièvre est une affection primitivement et essentiellement générale, sans rapport avec les organes de la puerpéralité; une fièvre, enfin, comme pourrait être celle d'un polype, d'un animal homogène, sans organes déterminés et centralisés; et en cela les ontologistes sont dans l'erreur. Voilà pourtant ce que contient rigoureusement leur principe.

Ce typhus puerpéral qu'on appelle nerveux, parce que l'anatomie pathologique du scalpel n'y trouve aucune lésion grossière à figurer, aucun produit morbide à classer, pas une goutte de pus à recueillir dans une veine utérine ou un vaisseau blanc du bassin, ce typhus sidérant qui ne laisse après lui aucune lésion locale, est-il si indéterminé qu'on le dit? Parce que l'utérus et ses annexes sont exempts d'inflammation et de pus, faut-il croire que ces organes n'y jouent aucun rôle? Mais tous les tissus, mais le sang paraissent aussi sans altération : le sont-ils donc réellement? Les ontologistes ne le nient pas, mais ils ne l'affirment pas davantage. C'est une fièvre essentielle, disent-ils : ce mot mystérieux fait merveille. Il ne dit rien, il immobilise la science; son mérite principal est, j'en conviens, d'exclure les erreurs positives et de ne pas gêner l'accès de la vérité. C'est une idée libérale et paresseuse : voilà pourquoi elle satisfait.

Mais voyez la preuve que ce grand mot n'est là que pour déguiser une impuissance distinguée. Dès que les essentialistes trouvent dans leur fièvre la moindre lésion locale, ils n'osent plus la qualifier d'essentielle. Pour eux, *essentiel* signifie *sans lésion*. A mes yeux, cela veut dire vague, indéterminé, insaisissable, unité sans nombre, vie sans organisation. Fièvre essentielle n'a pas d'autre sens que fièvre abstraite. En physiologie, ne pas savoir mettre le général dans le particulier, comme font les anatomistes, c'est étroit; mais ne pas savoir mettre le particulier dans le général, comme font les ontologistes, si c'est plus large, si cela dénote plus d'étendue, cela n'indique pas beaucoup plus de force.

Les ontologistes ont peur de leurs adversaires. Dès qu'ils rencontrent une lésion locale, ils craignent qu'elle se retourne contre eux et démolisse leurs maladies essentielles. C'est qu'ils ne se sentent pas solides chez eux. Ils ne le sont pas, en effet. On n'a le droit de créer des pyrexies ou des affections générales, que quand on peut en concilier l'existence avec celle d'affections locales et de phlegmasies; comme on n'a le droit d'être vitaliste, que quand on peut concilier l'idée indivisible de vie et d'organogénésie.

<h2 style="text-align:center">IV</h2>

De ce que dans certaines épidémies de typhus puerpéral, on ne rencontre pas de lésions utérines déterminées, on n'est pas en droit d'exclure les organes génitaux de la théorie de cette fièvre : voilà ma thèse. Si on les exclut, c'est, je le répète, qu'on est plus anatomiste qu'il ne paraît, et moins vitaliste de fait que d'intention. Tout le monde convient qu'on peut être malade sans lésion *dissécable*. Cependant, les maladies exemptes de ces lésions n'en sont pas moins soumises aux lois générales de la pathologie. Vous faut-il absolument des lésions grossières à exposer dans un bocal pour vous autoriser à admettre que les organes génitaux prennent une part considérable à la fièvre puerpérale? Exiger cela, ne serait-ce pas faire supposer que quand des lésions existent, ces lésions sont cause de la fièvre, et saper ainsi par sa base l'existence nosologique des pyrexies? Ce seul fait que la fièvre puerpérale ne débute qu'après l'accouchement, ne suffit-il pas pour en placer le centre dans les organes génitaux? Qu'il y ait ou non des altérations cadavériques dans ces organes, qu'importe, puisque ces altérations, quand il en existe, sont déjà des effets, et que loin de produire la maladie, elles la supposent? Ne parler que d'altération primitive et essentielle du sang, c'est trop facile, et surtout trop vague. Cette altération, personne ne la conteste : la question n'est donc pas là.

Mais qui donne le branle à cette fièvre grave, à cette maladie aiguë *totius substantiae*, expression certaine d'une altération du sang ? N'est-ce pas l'accouchement ? Peut-on nier, dès lors, que l'appareil utérin ne devienne le centre, et comme le foyer vital de la maladie ? Il n'y a, certes, dans cette idée, aucune concession à l'anatomisme. Dans ce système, on regarde l'utérus enflammé ou suppuré comme seul malade primitivement. Ou c'est une irritation condensée à la manière de l'électricité dans la bouteille de Leyde, et qui se décharge sur tout le système par des conducteurs qu'on appelle ici des nerfs ; ou c'est un réservoir inerte, une éponge renfermant du pus dans ses vacuoles, ou à sa surface des liquides putréfiés, et dans laquelle des vaisseaux pompent ces matières pour les transporter partout. J'en demande pardon aux localisateurs ; mais, ou ils ne se comprennent pas bien eux-mêmes, ou leur théorie n'est que cela. Je la dénude, c'est mon droit ; et je lui prouverai, si elle le désire, que tout ce que son bon sens révolté peut vouloir y ajouter, n'est rien que lambeaux empruntés à d'autres théories pour cacher son insuffisance. Oui, si l'utérus n'est pas seul altéré primitivement, la doctrine anatomique n'existe plus. Mais si le sang n'est pas seul altéré primitivement, l'idée de la généralisation primitive et indéterminée des ontologistes, n'existe pas davantage.

V

Une femme est placée dans des conditions d'épidémicité ou d'endémicité avant sa couche. Une épidémie de typhus puerpéral

règne et sévit; la victime respire déjà l'air pestilent d'un asile de
MATERNITÉ : elle est prête; mais elle restera dans cet état de
préparation et d'imminence indéfiniment ou tant que les éléments
de la maladie qui va la tuer n'évolueront pas. Que faut-il pour
cela ? Qu'elle accouche. Cependant, de quelle manière l'accouchement, la délivrance et l'état nouveau dans lequel se trouve alors
la femme, déterminent-ils, dans ces conditions, l'explosion de la
fièvre puerpérale ?

On a comparé, on a même assimilé l'accouchement à un traumatisme, et la surface placentaire de l'utérus, et les déchirures
presque inévitables du col de cet organe, à de véritables plaies.
Les déchirures du col, je l'accorde; la surface placentaire, c'est
moins vrai. L'expression de plaie placentaire ne peut-être qu'une
analogie. Quoique l'effet d'un travail physiologique violent et
hémorrhagique, la chute du placenta est naturelle. C'est, si je
peux ainsi dire, un traumatisme spontané; et cette condition jette
aussitôt une différence considérable entre cet état et celui qui
caractérise un traumatisme accidentel et chirurgical. La plaie placentaire est donc une sorte de plaie spontanée. Cela s'éclaircira plus
tard. Quoi qu'on en puisse dire, il n'y a pas là de plaie au sens
chirurgical. On n'y observe ni bourgeons charnus, ni tissu inodulaire, ni cicatrice; dès lors, pas de suppuration. La membrane
particulière qui tapisse encore l'utérus après la délivrance, et qui
est plus épaisse et plus fortement organisée au niveau de la plaie
placentaire qu'ailleurs, cette membrane n'est point un produit
morbide. Elle tombe aussi par une exfoliation naturelle. Ce sont
là autant de phénomènes physiologiques, extraordinaires, il est
vrai, intermédiaires entre la santé et la maladie, et qui attestent
l'*altérabilité* de notre organisme en général, et particulièrement
la disposition morbide toujours imminente de la femme en couche; mais ce ne sont pas des maladies au sens nosologique. Les

lochies proprement dites, les lochies blanches qu'on appelle aussi purulentes ou *laiteuses*, ne sont pas sans rapport avec la sécrétion du lait. Dans tous les cas, les lochies sont les lochies, c'est-à-dire un liquide particulier propre à l'utérus de la femme en couche, très altérable, sans doute, très susceptible de devenir purulent, comme le mucus, parce que l'utérus est alors très susceptible d'inflammation ; mais il est vraiment trop facile de l'assimiler à une suppuration.

VI

Comment justifier cette opinion, quand on voit les lochies contenir des globules dits purulents, c'est-à-dire des leucocythes, dès le premier jour et immédiatement après la chute du placenta ? D'ailleurs, qui a prouvé que les lochies n'étaient fournies que par la surface placentaire et non par toute la surface utérine ? Ces globules ne signifient donc rien par eux-mêmes et n'emportent pas l'idée de pus, car on les trouve identiques dans une foule d'humeurs normales et anormales qui ne sont pas le pus. Ce qui fait réellement la différence des humeurs de l'économie, ce sont moins les parties solides qu'elles tiennent en suspension que le liquide organisé lui-même. C'est lui qui fait le fonds, la source, l'originalité, si je peux ainsi dire, de chaque humeur physiologique ou pathologique, et qui, par exemple, fait la qualité et la nature des poisons morbides inoculables. Les recherches de M. Charles Robin (*Chimie anatomique*, par Robin et Verdeil, 3 vol., 1853), me paraissent avoir mis ce fait hors de doute.

J'ai dit bien souvent, que ce n'est pas aux éléments anatomiques, aux solides considérés statiquement, que le microscope doit demander les secrets de l'organisation, mais aux éléments vivants ou évoluants et en voie d'intussusception. Il doit chercher à surprendre les actions et les transformations sur le fait bien plus

que les formes et les quantités. Le processus de celles-ci lui traduit le travail des forces. Sans cela, il n'aboutit qu'à prolonger et
à perpétuer l'anatomie mécanique connue sous le nom d'anatomie
descriptive.

Assimiler les lochies à une suppuration ce n'est donc pas délier
le nœud, c'est le couper; c'est se sauver par la porte oblique d'une
analogie, au lieu de marcher droit au front de la difficulté.

VII

Non, l'utérus n'est pas le centre traumatique, le foyer accidentel
et chirurgical de la fièvre puerpérale, pas plus que les mamelles
ne le sont, à ce titre, de la fièvre de lait. Pourtant, et quoique la
doctrine des ontologistes implique le contraire, l'utérus est bien
le centre pathologique de l'état puerpéral et des maladies générales auxquelles il donne naissance.

D'abord, il a été le siége d'un *travail* grave. Ce *travail* général,
mais concentré là, a été suivi d'une détente générale aussi et d'un
collapsus plus ou moins profond. Le faible n'est pas le malade,
a dit Hippocrate, mais il est le plus près du malade. De plus, le
sang, toute l'économie, sont pénétrés de matériaux plastiques
extraordinaires, à la formation desquels présidait l'utérus. Ces
matériaux sont désormais sans application embryogénique. Cependant, à la faveur d'une catalyse isomérique spontanée, ils
doivent s'appliquer encore à la nutrition de l'enfant, mais sous
une autre forme. L'organisme entier concourt à cette opération ;
mais les mamelles, annexes de l'utérus, et placées comme toujours sous son influence suprême, en sont l'organe central. Or,
c'est l'utérus qui est frappé au plus haut degré par la prédisposition
typhoïde dont toute l'économie est imprégnée. Ses forces sont
altérées plus que celles d'aucun autre organe par cette imprégnation morbide funeste ; et de même que jusqu'à la parturition,

il avait gouverné la santé de la femme et avait été le centre vital de la puerpéralité, il va la gouverner encore dans l'état patholo-gique, et être le centre de la maladie générale. Ce qui le prouve, même en l'absence de toute lésion anatomique déterminée, c'est que si des lésions de ce genre viennent à se développer — et c'est le cas de beaucoup le plus commun — il en est le premier et le plus gravement, quand il n'en est pas le seul atteint; et c'est à ce point, qu'à ne considérer les choses que par le côté de l'ana-tomie cadavérique, il est le seul organe responsable. Donc, quand il n'existe en lui aucune lésion appréciable, il est aussi réellement, aussi positivement que quand il en existe, le centre de l'affection générale. Je vais plus loin : je soutiens que si l'uté-rus n'est pas le centre de la fièvre puerpérale alors même qu'il n'est le siége d'aucune lésion physiquement appréciable, il n'en est pas, il ne peut jamais en être le centre et le foyer, lorsqu'il est atteint par de pareilles lésions. Or, voyez où cela pourrait nous mener.

La preuve se déroulera dans une revue rapide de la pyrétologie puerpérale. Cette pathologie comparée peut seule affranchir la question de l'esprit de système. *Series juncturaque pollet.*

Il y a un état morbide puerpéral d'où naissent tantôt des phlegmasies, tantôt des fièvres, tantôt des affections intermédiaires ou fébri-phleg-masies. — Cet état général n'est pas une diathèse. — Série ascendante des affections puerpérales; ordre et raison de cette série. — Rapports de la fièvre et de l'inflammation dans les inflammations et les fièvres.

I

Le typhus des hospices d'accouchement n'est pas, Dieu merci, la seule maladie puerpérale. Dans la discussion académique, personne, jusqu'à présent, ne paraît être fortement pénétré de cette idée, que l'état puerpéral renferme dans ses flancs toute une nosologie : nosologie spéciale dans laquelle la disposition morbide commune à toutes les femmes en couche forme l'unité pathologique, et où des déterminations morbides particulières, aussi nombreuses que les parties de l'organisation et que les différentes manières dont elles peuvent être affectées, forment la variété.

A ne considérer ici que les maladies aiguës à qui appartient, il est vrai, la plus grande part dans ce cadre nosologique spécial, elles ont une échelle de puissances ou de degrés de déterminations pathologiques, qui commence à la fièvre de lait et se termine au typhus puerpéral. Dans cet intervalle immense, se placent des fièvres, des phlegmasies et des fébri-phlegmasies de toutes les formes, de tous les degrés, de toutes les gravités. Si la femme est dans des conditions hygiéniques capables d'exercer une influence délétère sur toute l'économie, comme font la misère, les chagrins et surtout les milieux viciés par des émanations malsaines, les maladies puerpérales prennent plus facilement le caractère de pyrexies d'une gravité variable, avec ou sans suppurations disséminées. Ces pyrexies seront d'autant plus malignes et d'autant plus nerveuses que les conditions préexistantes seront plus délétères.

Que celles-ci, une constitution épidémique s'y ajoutant, acquiè-
rent toute l'intensité possible, et le typhus sera foudroyant. C'est
alors, qu'on aura peut-être l'occasion d'observer de ces cas tellement rapides, que la mort surprend avant le développement possible d'aucune lésion ramassée en un point et anatomisable; mais
c'est alors aussi que, si la moindre lésion a le temps d'exister, c'est
dans l'utérus ou ses annexes qu'on la trouve, quand toutefois cet
organe n'est pas frappé d'un ramollissement et d'une tendance à
la dissolution, à un commencement de gangrène qu'on nomme
putrescence de l'utérus, et que j'ai eu l'occasion de voir plusieurs
fois.

Retournez ces conditions, et supposez-les saines. C'est une femme
bien portante qui accouche en ville ou à la campagne, en dehors
de toute épidémicité grave. Si, par des raisons quelconques, elle
est affectée de maladie puerpérale, celle-ci prendra bien plus
la tournure des phlegmasies que des pyrexies; et plus la femme
est saine; plus les conditions où elle a vécu pendant sa grossesse
et vit au moment de sa couche sont salubres, plus les phlegmasies seront saines aussi, franches et circonscrites aux organes
pelviens.

Placez-la dans des conditions intermédiaires, comme, par
exemple, celles de nos hôpitaux, hors les temps d'épidémie, mais
toutefois, avec un certain degré d'encombrement et d'infection
nosocomiale, et vous verrez se dérouler sous vos yeux la série des
maladies puerpérales les plus communes dans nos Cliniques, les
fébri-phlegmasies, affections aiguës qui tiennent le milieu entre
les pyrexies décidées et les phlegmasies primitives.

II

Dans ces maladies, il est difficile de dire si c'est par une fièvre
suivie de phlgmasies, ou par des phlegmasies suivies de fièvre,

que la maladie a commencé. L'affection générale et les affections locales ont débuté à peu près ensemble, de telle sorte qu'on ne sait pas bien si on doit les ranger parmi les phlegmasies ou les fièvres; et qu'elles semblent former, qu'elles forment, en effet, le passage des unes aux autres. Parmi nos maladies ordinaires, l'érysipèle de la face, la plupart des angines, beaucoup d'érythèmes fébriles, un grand nombre de pneumonies appartiennent à ce genre mixte. Il y a bien là de quoi rabattre un peu la vanité scolastique des nosologies. Or, je le répète, l'état puerpéral observé dans les conditions très communes que je viens de noter, est fécond en maladies aiguës où sont réunis et comme fondus les caractères des pyrexies et des phlegmasies. Tels sont les cas qui ont prêté aux anatomistes, aux localisateurs leurs faits et leurs arguments les plus sérieux. Pourtant, il est bien évident qu'au-dessus de ces trois séries de maladies puerpérales, — fièvres primitives plus ou moins graves, avec ou sans phlegmasies consécutives, — phlegmasies puerpérales primitives, avec affection du système ou fièvre plus ou moins grave, — fébri-phlegmasies tenant le milieu pour la nature des symptômes, des altérations des tissus et du sang comme pour la gravité, entre les deux ordres précédents; il est bien évident, dis-je, qu'au-dessus de toutes ces affections déterminées et bien formées, et avant elles, existe un état morbide général. Sans lui, quelle raison d'être auraient ces affections? Mais quel est cet état? Est-ce une diathèse inflammatoire, comme le pense mon honorable ami M. Beau? On voit que non, puisqu'il est des affections puerpérales sans inflammation et sans fièvre inflammatoire, caractérisées, au contraire, par une force de dissolution, une tendance putride et antiplastique, qui sont primitives et des plus marquées. Est-ce une diathèse purulente, comme on l'a dit? Pas davantage et pour les mêmes raisons, quoique incontestablement, les phlegmasies et les suppurations disséminées, soient un des caractères extérieurs les plus communs des maladies puerpérales.

III

Et puis — je le dis en passant — il n'y a pas en pathologie de diathèse inflammatoire ; de diathèse purulente non plus. Les maladies aiguës ou maladies des populations n'existent pas en vertu de diathèses. La diathèse n'appartient qu'à la pathologie des maladies chroniques, ou maladies des individus. La diathèse, en effet, est une affection du germe ou du blastème. Elle a pour caractère essentiel de pouvoir se transmettre héréditairement, et, par conséquent, de se traduire par toutes les altérations possibles des fonctions spéciales, sans en constituer aucune. Or, l'inflammation, considérée en elle-même, est une affection particulière des vaisseaux capillaires sanguins, par laquelle se manifeste, il est vrai, très souvent, l'état morbide puerpéral, mais qui n'est pas cet état, puisqu'on voit celui-ci se manifester de plusieurs autres manières. La diathèse réside dans un ordre de fonctions plus profondes, plus primitives que celles des vaisseaux capillaires, et antérieures à eux dans l'évolution embryonnaire. Ces mots, diathèse inflammatoire, sont donc un contre-sens pathologique et doivent être réformés.

Les maladies puerpérales se forment aux dépens d'éléments organiques moins *blastiques,* moins constitutionnels, moins personnels, si je peux ainsi dire, que les maladies chroniques. Ce sont des matériaux aigus qui sont altérés dans les premières, c'est-à-dire des éléments adventices, mobiles, et qui ne font pas partie du fond organique de la constitution. Et, en effet, ces maladies ne sont pas constitutionnelles. Pour qu'elles le devinssent, il faudrait que la fièvre et les phlegmasies prissent le caractère hectique. Cela arrive quelquefois ; mais alors, il s'agit d'un autre ordre d'affections puerpérales, de celles que j'appelle aiguës-chroniques, et dont j'ai observé cette année encore, à l'hôpital Lariboisière, plusieurs cas passés des salles d'accouchement de cet hôpital dans les miennes. Je n'en parlerai pas, afin de simplifier la question déjà assez difficile, et qui doit, ici comme à l'Académie, se renfermer dans le cercle des maladies puerpérales aiguës.

L'état puerpéral pathologique n'est donc pas plus une diathèse que l'état puerpéral physiologique n'est constitutionnel et permanent. L'un n'est que l'*altération* de l'autre à divers degrés ; et tous deux ne forment qu'une modification passagère et plus ou moins superficielle, par conséquent aiguë, de l'économie. C'est une imprégnation, qui *altérée* et devenue pathologique, prend le nom d'infection ou d'empoisonnement morbide spontané. Il y a donc entre l'état puerpéral morbide et une diathèse, la différence de celle-ci à un empoisonnement, à une infection, à une fermentation morbide spontanée. On sait ce que Hunter appelait les poisons morbides : variole, scarlatine, et nous pourrions dire, morve, rage, pustule maligne, sang de rate, etc..., toutes affections profondément distinctes des diathèses. Mais passons.

IV

Les éléments de l'état puerpéral physiologique sont, ai-je dit, superficiels, adventices, transitoires, tout afférents à la nutrition intrà et extrà-utérine du fœtus. Altérés, ces éléments forment donc un état transitoire aussi, et cet état, on l'appelle aigu. Mais, en soi, il n'est pas plus inflammatoire, purulent, putride que névralgique ou bilieux, puisqu'il peut se manifester séparément ou successivement par tous ces modes pathologiques. La syphilis n'est, en soi, ni inflammatoire, ni gangréneuse, ni ulcérative, ni indurative : elle est la syphilis, qui peut emprunter toutes ces formes nosologiques.

Il n'en est pas moins vrai, que de cet état puerpéral et de l'imminence morbide où il place toute l'économie de la femme en couches, naissent avec la plus grande facilité des inflammations multiples, dont les éléments sont primitivement partout, et peuvent, par conséquent, évoluer partout ; mais dont la métrite simple ou compliquée est le centre, c'est-à-dire la représentation la plus puissante. Il est certain aussi, que ces phlegmasies ont plus de tendance à suppurer qu'aucune autre espèce. Ne sait-on pas que le sang de la femme enceinte est plus riche en sérum et en fibrine, plus riche en plasma ou liquide formateur, et moins riche en globules que le sang ordinaire? Or, ce sont là les conditions, ce sont là les matériaux qui subissent spécialement et le plus facilement la transformation présentée par les exsudats inflammatoires, et à un degré morbide plus avancé, par le pus.

V

Mais l'état puerpéral ne produit-il que cela? Il produit plus, mais il produit moins. Il produit moins, car, dans l'ordre encore physiologique, la fièvre de lait est une de ses manifestations. Or, cette fièvre est une opération mixte; son début, son évolution, tous ses mouvements, ont quelque chose de pathologique, et elle se consomme pourtant par la formation d'un produit sain. Mais quelle facile transition elle prête à l'établissement de la maladie! Combien, pendant sa durée, la femme est sujette à contracter des douleurs, des rhumatismes, des fluxions, des phlegmasies, des suppurations! Telle est, en effet, la progression nosologique ascendante des affections auxquelles dispose l'imprégnation laiteuse de l'économie. Et ce sont là encore des affectious puerpérales. Sous l'influence des moindres refroidissements, les nourrices sont sujettes à des contractures, à des paralysies partielles, à des douleurs, à des névralgies, véritables névroses puerpérales le plus souvent sporadiques, mais que j'ai vues régner épidémiquement. Elles ont aussi des flux : sueurs avec ou sans éruptions miliaires, diarrhées bilieuses et muqueuses, etc. Croit-on ces affections essentiellement distinctes des phlegmasies et des suppurations auxquelles on paraît vouloir restreindre toute la nosologie puerpérale?

VI

Au-dessus de ce premier ordre d'affections, apparaissent les phlegmasies puerpérales. C'est une erreur que de les regarder comme toujours suppuratives. Il en est de franchement, de spécialement adhésives. L'état puerpéral a donc ses phlegmasies franches. On sait quel en est le foyer. Ces inflammations adhésives sont voisines des rhumatismes puerpéraux ; et par rhumatismes, je n'entends pas ici les arthrites suppurées si graves, qui ne se développent que dans le groupe suivant. Toutes ces phlegmasies, métrites, péritonites du petit bassin, pleurésies, etc., s'accompagnent d'une fièvre inflammatoire franche et simple, généralement exempte de danger. Le caractère plastique et adhésif des exsudats dans les phlegmasies puerpérales saines, est si peu opposé à la nature de ce second groupe, qu'on peut y placer les coagulations spontanées de sang dans les veines, ou les phlébites coagulantes qui se forment souvent dans les veines des membres inférieurs, et qui donnent lieu à cette maladie propre aux femmes en couches qu'on nomme *phlegmatia alba dolens*.

Je distingue deux variétés de cette affection singulière : la première est celle que je viens de rappeler. La seconde est une lymphite profonde des membres inférieurs. Elle détermine un œdème dur, douloureux, aigu, sans plaques ni traînées roses de la peau, qui ne conserve pas l'impression du doigt, comme le précédent, et qui, beaucoup plus diffus que lui, guérit aussi moins facilement. Il ne faut pas croire que la douleur du membre œdématié qui a fait donner à la première variété le nom de *dolens*, ne soit dû qu'à la phlébite. Cette douleur existe souvent dans tout le membre, loin du trajet de la veine enflammée et oblitérée. Oui, l'œdème lui-même, quoique consécutif, quoique passif et mécanique, suivant l'École, cet œdème, a quelque chose d'aigu et de subinflammatoire. C'est que les hydrophlegmasies ne sont pas rares dans les affections puerpérales saines. Nous savons que la composition du sang, chez la femme en couches et la nourrice, rend facile la production de ces phlegmasies à produits séreux, depuis l'œdème actif ou l'hydropisie aiguë, jusqu'à l'inflammation adhésive. Tel est le second groupe des phlegmasies et des fébriphlegmasies puerpérales saines. On les observe surtout hors des conditions nosocomiales, ou bien même dans les hôpitaux, lorsque la constitution médicale est saine.

VII

Mais voici une constitution médicale de mauvaise nature, ou des conditions nosocomiales moins heureuses; et les phlegmasies, et les pyrexies puerpérales passent aussitôt à la troisième puissance. C'est alors le règne des phlegmasies, des fébriphlegmasies disséminées et suppurées, et bientôt des fièvres puerpérales purulentes. Comme je l'ai déjà dit, ce troisième ordre se développe surtout quand les conditions mauvaises qui agissent sur la femme sont plus générales et infectieuses que locales et particulières.

VIII

C'est le moment de rectifier une grave erreur au sujet de la fièvre qui accompagne les phlegmasies puerpérales, et qu'on dit alors symptomatique de ces phlegmasies. On a l'air de penser, que parce qu'elle est symptomatique, c'est-à-dire secondaire, subordonnée à la phlegmasie, cette fièvre n'est pas puerpérale.

Sans doute, elle n'a pas tous les caractères de la fièvre qui, primitive et capable d'exister par elle-même, est l'expression dominante des pyrexies puerpérales ; mais si on est bien pénétré de cette vérité, que la modification de l'organisme qui constitue l'état puerpéral, est tout à la fois et indivisiblement générale et locale; si on comprend bien, que chaque élément organique liquide ou solide, est imprégné de ces mêmes qualités et de cette même vie puerpérales que l'appareil utérin concentre en lui et représente au plus haut degré, on admettra facilement aussi, que la fièvre générale allumée par une de ces fièvres locales qu'on nomme phlegmasie, doit être de même nature, et qu'elle n'en est, pour ainsi dire, qu'une propagation. Cette fièvre ne se développe, en effet, que parce que le sang, le système général des vaisseaux sanguins et le cœur leur organe central, sont imprégnés de propriétés puerpérales qui n'attendaient qu'une cause excitante pour évoluer et entrer en action. Or, rien n'est plus propre qu'une inflammation à produire cet ébranlement morbide de l'appareil circulatoire. Si ces éléments fébriles puerpéraux ne préexistaient pas, l'inflammation la plus vive et la plus étendue ne produirait sur le cœur et les vaisseaux qu'une excitation physiologique. Cependant la fièvre est plus que cela. Elle n'indique pas seulement une circulation et une hématose purement et simplement surstimulées, mais une circulation, une hématose, une nutrition et des sécrétions autrement stimulées, c'est-à-dire altérées, perverties, malades, en un mot; et dans l'espèce, puerpéralement altérées et malades. Et il est si vrai, que cette fièvre est puerpérale, qu'après avoir été engendrée par une phlegmasie, elle engendre ou subordonne des phlegmasies à son tour ; et que ces déterminations inflammatoires locales, ont le cachet puerpéral de celles qui naissent disséminées et latentes dans le cours d'une de ces fièvres puerpérales primitives qu'on nomme essentielles.

Ce que je viens de dire de la fièvre symptomatique des phlegmasies puerpérales, il faut le dire à plus forte raison de celle qui
marche de front avec les phlegmasies de cette espèce pour former
les fébriphlegmasies. Ainsi donc, que la fièvre soit primitive ou
secondaire, elle est toujours puerpérale, et ne peut naître que d'une
imprégnation morbide généralisée et représentée à sa plus haute
puissance par l'appareil utérin.

IX

Ceci soit dit pour enlever aux fameuses fièvres essentielles une
partie de la nature vague et occulte qu'on leur a prêtée, et corriger
un peu leur aberration d'excentricité, en les ramenant au centre
des affections puerpérales. Pour cela, on ne doit pas se lasser de
répéter, que les pyrexies ne diffèrent des phlegmasies puerpérales
que parce que, dans les premières, les conditions morbifiques dont
la femme était entourée avant, pendant et après les couches, ont
agi spécialement sur toute sa constitution, de manière à donner
la prééminence à l'altération générale de l'économie sur ses altérations locales et à rendre ainsi la fièvre primitive et les phlegmasies secondaires ; au lieu qu'en dehors de ces causes générales
et infectieuses, en temps sporadique, et lorsque n'agissent sur la
femme que des causes particulières, le froid, par exemple, etc., ce
sont toujours les organes puerpéraux qui ont l'initiative déclarée
des symptômes, et qui sont le siége primitif des phlegmasies et de
toutes les altérations localisées. Or, de ce que dans les pyrexies, en
raison des circonstances extérieures que je viens de signaler, l'altération est primitivement générale, s'en suit-il que l'appareil utérin
cesse d'être le centre vital, le foyer dynamique de la maladie ? Non,
sans doute, et pas plus que lorsque l'affection commence par une
métro-péritonite avec fièvre secondaire, le développement consécutif de celle-ci, ne prouve que, antérieurement à la maladie, toute

l'économie n'était pas pathologiquement imprégnée. L'apparition des phénomènes morbides centraux ou des phénomènes morbides élémentaires, peut être primitive, secondaire ou simultanée, sans que pour cela ces deux ordres de faits soient moins coexistants, moins inséparables en eux-mêmes, moins nécessaires à la constitution de l'état puerpéral. Les symptômes se montrent primitivement locaux, primitivement généraux, ou primitivement locaux et généraux, suivant les circonstances, et l'affection n'en existe pas moins en germe partout. La priorité d'apparition des symptômes n'y fait rien. Pour qu'une chose s'éveille et paraisse, il faut d'abord qu'elle soit.

X

Les phlegmasies utérines puerpérales ne sont représentées dans toute l'économie par la fièvre; la fièvre ou l'altération générale de l'économie n'est représentée dans le bas-ventre par les phlegmasies, etc., qu'à la condition que je viens d'établir. Encore une fois, les éléments de la maladie, soit disséminés, soit centralisés, existent primitivement partout. L'ordre de maturité et d'apparition est seul successif. Il faut donc toujours en revenir aux lois générales tirées de l'anatomie d'évolution et posées au début de cette étude; parce qu'il faut que les maladies aient une base dans l'organisation, et que cependant il est temps d'abandonner les directions de l'anatomie mécanique ou descriptive. Cette anatomie tout extérieure, ne sert plus qu'à river à des erreurs étroites une foule d'esprits solides et positifs, ennemis du vague et auxquels répugne l'indétermination des ontologistes. Les localisateurs ont donc raison de ne pas abandonner le principe de l'anatomie médicale; mais ils ont tort de le prendre dans l'anatomie morte. D'un autre côté, l'incompétence et le faux palpable de cette anatomie, repoussent justement les essentialistes, et les affermissent dans un système qui, malgré son vague et son indétermination, est plus libéral — cette justice lui est due — et moins systématique que l'anatomisme.

Je ne mentionne ici les typhus, qui manifestent la dernière et plus haute puissance des affections puerpérales, que pour achever le tableau nosologique de ces maladies. J'y reviendrai. C'est ici que, comme je l'ai dit, les ontologistes triomphent. Ils abusent de l'absence de lésions utérines anatomisables, ou tout au moins, de la formation secondaire, de la latence et de la ténuité de ces lésions; et ils croient pouvoir les négliger dans la théorie de leur fièvre essentielle. Cependant, qu'on veuille jeter un regard sur la série dont je viens d'échelonner les degrés, ou comme j'ai dit, les diverses puissances nosologiques; et on verra s'il est possible de refuser aux organes puerpéraux le rôle de centre de toutes les affections puerpérales, depuis leur type physiologique, la fièvre de lait, jusqu'à l'altération morbide la plus grave de ce type, le typhus puerpéral.

La gestation est une modification de l'économie simultanément générale et locale, un cercle organique à centre utérin. Il en est de même des suites de couches saines et morbides. — Les phlegmasies et les dépôts ont, dans les affections puerpérales, tous les caractères des phlegmasies et des dépôts secondaires, la multiplicité et la latence. — Les localisateurs sont forcés d'admettre un état morbide général préexistant et commun qui ruine leur système. — Chez eux, on ne voit pas le rapport de cet état général avec les phlegmasies. — Chez leurs adversaires, on ne voit pas mieux le rapport des affections locales secondaires avec l'état primitif ou essentiel de maladie générale. — Le lien de ces deux ordres de faits manque aux uns et aux autres. — C'est pourquoi ils n'ont pas compris le rapport des fièvres et des phlegmasies puerpérales.

I

Je me suis tenu éloigné de tous les systèmes, non par système, mais parce que je reste convaincu que les principes posés dans l'École pour expliquer les fièvres puerpérales, s'excluent formellement ; et que, cependant, je ne trouve pas de contradiction entre les faits que s'opposent les généralisateurs et les localisateurs exclusifs de ces fièvres. Cela ma donné la confiance que je voyais ces faits comme ils sont, et dans leurs vrais rapports. J'ai observé, dans la clinique puerpérale, des phlegmasies ; à côté d'elles, des pyrexies; entr'elles, et comme trait d'union, des affections qui participent du caractère de ces deux types de toutes les maladies aiguës ; je n'ai pas trouvé ces dernières affections contradictoires, et je les ai nommées des fébri-phlegmasies. Telle est la nature : il faut en prendre son parti, et s'arranger de ces faits ; il faut savoir les grouper autour du traumatisme spontané et naturel qu'on nomme l'accouchement et ses suites.

Je prouverai plus tard, si l'attention de mon lecteur le permet, que, pour n'être pas exactement comparables aux fièvres dites essentielles de nos nosologies, les fièvres puerpérales n'en sont pas moins des pyrexies dans leur ordre, c'est-à-dire dans la nosologie des femmes en couches et pourvu qu'on se borne à les comparer aux autres maladies aiguës de cette nosologie.

On verra aussi que, quelqu'analogie qu'elle présente en beaucoup de points particuliers avec la fièvre des opérés, la fièvre puerpérale ne doit point être confondue avec elle, parce que le traumatisme spontané et naturel de la femme en couche, diffère considérablement du traumatisme accidentel de l'opéré; et que, par conséquent, il n'est peut-être pas de maladies moins spécifiques que les fièvres puerpérales, quoiqu'il soit vrai de dire, qu'élevées à une certaine puissance et régnant dans de certaines conditions, elles puissent, en leur qualité de maladies aiguës ou impersonnelles, devenir épidémiques et transmissibles tout à la fois.

Mais avant d'aborder la question nosologique, il faut s'y préparer en achevant de traiter la question de pathologie, et en répondant aux théories par lesquelles les localisateurs cherchent à atténuer les faits énormes qui les débordent.

II

Rappelons-nous quelle est la constitution de l'appareil puerpéral d'après les données de l'anatomie d'évolution : d'une part l'utérus et ses annexes, centre organique de la fonction; de l'autre, toute l'économie de la femme modifiée dans sa composition la plus intime par la gestation, et renfermant tous les éléments qui sont représentés à leur plus haute puissance dans le centre de cette fonction. N'oublions pas que ces deux divisions de l'appareil reproducteur, unis dans une communauté d'action, forment dans l'organisme général, un système complet dont toutes les parties sont solidaires.

Or, qu'avons-nous vu dans l'échelle des maladies puerpérales ?

L'appareil utérin, centre des suites de couche normales, continuer à garder cette attribution dans les suites de couche morbides ; celles-ci, formées par une série ascendante d'affections de plus en plus graves constituant une nosologie spéciale ; et la fièvre qui accompagne ces maladies, la fièvre qui leur est propre et qui, alors même qu'elle est secondaire, se distingue par des caractères particuliers, cette fièvre se montrer tout à fait inexplicable sans l'altération sympathique des éléments généraux de l'état ou de l'appareil puerpéral.

Ce que nous avons vu encore, c'est que plus les suites de couche morbides sont saines et se déclarent hors des influences qui engendrent les maladies aiguës graves, plus alors les lésions sont franches et localisées dans l'appareil puerpéral sous la forme de phlegmasies ; et qu'au contraire, plus règnent autour de la femme des influences malsaines et débilitantes capables d'agir sur la santé générale, sur la crase du sang, etc..., plus aussi l'état morbide puerpéral dominant dans les éléments généraux de la fonction, tend à prendre par degrés le caractère de pyrexies plus ou moins graves.

La discussion académique se condamne donc volontairement à l'erreur, quand elle renferme la question dans le typhus puerpéral. Ne prendre qu'un terme d'une série, c'est se résigner d'avance à un système. La plus haute puissance des fièvres puerpérales est l'expression de causes exceptionnelles, nosocomiales ou épidémiques ; elle n'empêche donc pas l'existence d'une fièvre puerpérale simple et sporadique. Or, dans celle-ci, l'utérus et ses annexes sont toujours visiblement affectés. Mais, au fond, le typhus puerpéral ne diffère pas plus de la fièvre ou des phlegmasies puerpérales simples, que la variole discrète ne diffère d'une confluente, ou la dothiénenterie simple et imputride, de celle qui est putride et ataxique ; donc, alors même qu'il n'est pas le siége de lésions ou de symptômes locaux capables d'en imposer pour le point de départ des fièvres puerpérales, l'appareil utérin est le centre de ces fièvres.

III

Est-il bien certain, d'ailleurs, qu'il y ait des fièvres puerpérales où l'utérus et ses annexes cessent d'être ou de paraître le centre de la maladie générale ? J'en doute. On peut affirmer sans erreur que même dans ces cas, où, suivant M. Voillemier, il est impossible de constater aucune lésion dans la matrice, ni trace de phlébite ou de lymphite, on le trouve toujours douloureux à la pression, si ce n'est dans tout le cours de l'affection, au moins à son début. Voici une autre observation bien propre à révéler le rôle puissant qu'il joue dans la détermination du typhus puerpéral où son anatomie pathologique est pourtant si peu riche : c'est que l'invasion de la fièvre grave est beaucoup plus rapide, ses phases plus précipitées, sa terminaison plus foudroyante, lorsque les difficultés de l'accouchement ont exigé des manœuvres chirurgicales et l'emploi des instruments ! Il n'y a pas de fièvre des opérés qui se déclare aussi promptement que le typhus puerpéral le fait alors ; qui marche et tue aussi brutalement. Du pus, il n'y en a encore nulle part..... Il se forme peut-être, mais il n'est pas toujours formé. Et puis, n'y eût-il pas de douleur à la pression du bas-ventre, qu'est-ce que cela prouverait ?

IV

J'avais, il y a huit jours, à Lariboisière, une femme venue du service évacué de mon très honoré collègue, M. Moissenet, dans le mien. Accouchée depuis quinze jours, elle descendait chez moi avec une fièvre puerpérale surchargée de phlegmasies disséminées : c'étaient une double pneumonie lobulaire ; un double épanchement dans les plèvres ; un phlegmon énorme du dos du pied disséquant les muscles de cette région sans douleur, sans rougeur, sans élongation de la peau au sommet du phlegmon ; phlegmon, je me trompe, dépôt de matière, comme aurait dit Hunter, formé à l'insu de la malade et inaperçu de nous. Un tel groupe de phlegmasies primitives n'aurait pas existé huit jours à ce degré sans donner la mort. Mais secondaires, dominées et subordonnées par une pyrexie, ou coexistant avec elle comme dans les fébri-phlegmasies, on les conçoit. L'observation des pyrexies nous fournit tous les jours de ces exemples ; celle des phlegmasies, jamais. Malgré ces graves affections locales, je trouvai donc la fièvre aussi essentielle que les phlegmasies, je veux dire à forme primitive. La peau était largement plaquée de rougeurs plates ou sans turgescence, rougeurs funestes comme on en observe dans la période chaude et fébrile des choléras graves ; et la malade était toujours baignée de ces sueurs profuses et non critiques qui abondent dans les fièvres purulentes. D'ailleurs, escarres au sacrum ; persistance de la fièvre grave et de la colliquation, malgré l'amendement des phlegmasies pulmonaires ; ventre empâté, sans fluctuation, *mais partout indolent à la plus forte pression ;* conservation parfaite des facultés cérébrales. Eh bien, malgré cette insensibilité complète du ventre, je disais tous les jours aux élèves : — Il y a du pus dans le bassin de cette malade. Vous voyez ces phlegmasies multiples probablement purulentes : leur caractère le plus remarquable est la latence. Elles ont leurs signes physiques, mais pas de symptômes. Pourquoi ? Parce qu'elles sont dominées et reliées par une fièvre qui est avec elles l'effet d'une même cause générale ; et que c'est le cachet des phlegmasies secondaires de pulluler partout sans douleur et sans trouble fonctionnel local. Vous remarquerez, que tout ce que je fais contre ces phlegmasies ne les modifie pas ; ou tout au moins, que quand je parviens à atténuer les plus mal placées, celles de la poitrine, par des ventouses, des vésicatoires, des vomitifs, je ne gagne presque rien sur l'état général, autre caractère des phlegmasies secondaires dans les fièvres graves. L'autopsie vous prouvera que, quoique indolent, le bassin est le centre de cette fébri-phlegmasie, etc... — Quelques jours après, nous trouvions toutes les lésions du poumon et des plèvres annoncées pendant la vie, et le péritoine et le petit bassin pleins de pus. L'utérus, ses ligaments, les ovaires en étaient infiltrés. Il y avait une énorme péritonite suppurée, sans rougeur inflammatoire de la membrane séreuse.

Un fait avait servi, autant que mes notions générales sur l'ordre et la marche des lésions dans la fièvre puerpérale, à me convaincre de l'existence du pus dans le bassin : c'est la diarrhée, une diarrhée incoercible. C'est un fait qui a été signalé par M. Béhier mieux que par personne. Il y a longtemps que je fais grand cas de ce signe : il ne m'a jamais trompé. Une diarrhée involontaire peut permettre d'affirmer la suppuration dans quelque point du petit bassin.

Ce n'est pas la première fois que j'observe l'indolence du bas-ventre dans les phlegmasies puerpérales suppurées des organes de cette cavité. Mais je ne classerai jamais ces cas dans les phlegmasies simples et primitives. C'est un singulier traumatisme que celui-là ! Avant qu'elle n'existe, la plaie — plaie spontanée — est dominée par un état morbide général...

V

Hunter disait que le virus scrofuleux a des propriétés sédatives : manière de dire que les abcès strumeux sont indolores. Je crois que la véritable raison de l'indolence des suppurations dans la scrofule, où elles se forment souvent très rapidement, comme dans les fièvres pyogéniques, n'est pas ailleurs que dans la transformation purulente très facile du sang. D'ailleurs, c'est là un pus informe, non élaboré par l'inflammation. Dans ces divers cas, en effet, il n'y a presque pas de travail inflammatoire dans les tissus, très peu de turgescence, jamais de ces pulsations douloureuses de l'artère nourricière du foyer, représentant par son exaltation vitale le cœur d'un petit organisme vasculaire accidentellement développé au sein des tissus ; jamais d'étranglement de ceux-ci, ni par conséquent de débridements nécessaires. Qu'est-ce, en effet, qu'un étranglement de ce genre ? L'attribuerait-on, comme l'École, à une distension extrême, mais passive et mécanique des tissus arrivés à leur maximum d'élongation ? Mais alors, pourquoi pas d'étranglement et de nécessité de débrider dans les abcès multiples des fièvres purulentes, quelquefois pourtant si abondants ? Cela vient certainement, de ce que le travail inflammatoire est presque nul, quand il existe, dans ces abcès ou dépôts, tandis qu'il est intense dans le phlegmon primitif, au point d'y produire un spasme tonique des tissus, qui est la véritable cause de l'étranglement.

Dans les abcès secondaires, les foyers ne sont pas limités par de la lymphe plastique. Hunter les appelait abcès *dans une partie* pour les distinguer des phlegmons. Ceux-ci étaient des abcès d'*une partie*. Toutes ces considérations sont précieuses pour la distinction des fièvres et des phlegmasies puerpérales. Comment a-t-on pu croire que les unes excluaient les autres ? L'esprit de système a fait cela.

L'indolence des suppurations, l'insensibilité plus ou moins grande du ventre, en particulier, dans les affections puerpérales aiguës, ne sont donc pas une raison de contester les phlegmasies qui s'y forment. Elles prouvent, de plus, que ces phlegmasies ne sont qu'un élément de la maladie, qu'une de ses nombreuses manifestations ; que la fièvre puerpérale purulente les domine, et que

c'est elle qui fait leur haute gravité. Dans les phlegmasies puerpérales primitives et plus franches, la douleur est aussi beaucoup
plus vive. Alors, personne ne nie la concentration des lésions
vers l'utérus. Mais j'ai à combattre ici les essentialistes, dont les
théories semblent exclure cet organe de la détermination des
fièvres puerpérales graves, parce que, dans ces fièvres, il est quelquefois, suivant eux, ou indolent pendant la vie, ou exempt de
lésions après la mort.

VI

Mais, on ne saurait le répéter assez : si les essentialistes n'ont
pas à se prévaloir de l'indolence de l'utérus pour décentraliser la
fièvre puerpérale, ce caractère est encore plus funeste au système
des localisateurs, car il est un cachet de la *secondaireté* de ces
phlegmasies, il les relègue sur le second plan, ou, tout au moins, leur
enlève tout droit de prétendre au premier. Ces suppurations ont
donc les propriétés de celles qu'Hunter appelait constitutionnelles.
J'ai déjà signalé plusieurs de ces traits. En voici un dernier. Le
contact de l'air avec les foyers purulents secondaires et multiples
des fièvres puerpérales, y détermine une inflammation putride ;
et des accidents d'infection générale s'en suivent, comme dans
tous les abcès non primitifs. Au contraire, l'ouverture des phlegmons ou des abcès formés dans une partie à la suite d'un travail
inflammatoire primitif, sont ouverts avec avantage, et la pénétration de l'air n'y cause aucune altération.

Les localisateurs disent donc vrai : oui, l'utérus et ses annexes
sont le siége central des maladies qu'on désigne à tort ou à raison
— nous saurons bientôt lequel des deux — sous le nom de fièvre
puerpérale. Seulement, ils entendent mal ce fait, tellement mal,
qu'ils sont condamnés à des contradictions incroyables et auxquelles
ils semblent se résigner comme on se résigne à des difficultés inso-

lubles. Mais si des difficultés insolubles peuvent, dans l'état donné d'une science, former des *desiderata,* elles ne doivent jamais engendrer des contradictions. Voyez pourtant M. Cazeaux, un esprit droit : il est décidément localisateur ; mais il ne peut pas se passer d'un état défini du sang pour expliquer les symptômes généraux et les lésions disséminées des fièvres puerpérales. M. Beau, médecin physiologiste, talent original, opposé par nature d'esprit aux ontologistes — et je l'en félicite — se range aussi parmi les localisateurs, à condition, toutefois, qu'on lui accorde une diathèse inflammatoire.

Dans ses recherches si consciencieuses, M. Béhier se pose franchement sur le terrain de la phlébite, de la métrite ou de la métro-péritonite primitives. Il veut énergiquement repousser toute idée d'une affection puerpérale primitivement générale ; mais il ne le peut. Impossible à lui de se dispenser d'un état d'imminence morbide de toute la constitution, propre aux femmes en couche. En quoi donc différé-je de ces honorables collègues ? Comme eux, j'admets un état local ; comme moi ils admettent une disposition générale. Mais chez eux, ces deux états sont sans lien. Ils forment deux choses complètes, chacune de son côté, sans rapport organique et vital entre elles.

Ils forment, pour moi, un seul et même système, ou sans quoi, le point de départ de deux erreurs contraires. Unissez-les dans la nature : ils le seront dans la théorie, et la nosologie puerpérale ne paraîtra pas vous offrir des phlegmasies imcompatibles avec ses pyrexies, et réciproquement. Les localisateurs sont donc généralisateurs malgré eux. Ils ont les deux termes, mais ils n'ont pas le rapport.

L'idée de l'une de ces choses exclut pourtant si peu l'idée de l'autre, qu'elles ne pourraient subsister à part, ni dans l'ordre physiologique, ni dans l'ordre pathologique. A l'Académie, elles sont si peu solidaires que, dans l'application, elles engendrent chacune un système opposé dont le principe et les conséquences s'entre-détruisent.

VII

Les ontologistes ont l'air d'admettre chez la femme en couches une modification puerpérale de toute l'économie sans appareil central ou sans rapport nécessaire avec cet appareil. Les localisateurs, au contraire, semblent ne voir que lui. L'état général qu'ils sont forcés d'accorder par-dessus, se trouve là je ne sais pourquoi, accidentellement sans doute, sans lien nécessaire avec l'affection des organes centraux. C'est au moins ce qui résulte de la manière dont ils comprennent les rapports de l'affection et des lésions utérines avec l'affection et les lésions générales dans les maladies des femmes en couches. Ils complètent leur théorie avec une idée empruntée au principe de leurs adversaires, et ils anéantissent par là leur propre principe. Cela prouve plus de bonne intention que de force dans la doctrine. C'est de l'éclectisme, ou autrement, de la contradiction; il ne faut pas trop s'en vanter. Cet état particulier du sang, cette cachexie laiteuse des anciens, caractérisée pour nous par l'excès du sérum et de la fibrine, la diminution des globules, et peut-être, une certaine proportion de caséine, cette modification si considérable de toute l'économie de la femme par la grossesse, si favorable à la pyogénie, est aussi inconcevable sans la gestation que celle-ci sans elle. Pourquoi les séparez-vous? L'utérus n'en est pas le point de départ mécanique, il en est le centre organique et vital, c'est-à-dire qu'il concentre et représente à leur plus haute puissance les propriétés puerpérales, les éléments reproducteurs disséminés et fondus dans tout l'organisme.

Ces deux pôles de l'appareil, permettez-moi cette expression, naissent, se développent et se résolvent simultanément. Que la fonction évidente ou la maladie visible commencent par l'un ou par l'autre, ils sont solidaires et inséparables dans la santé comme dans la maladie. Qu'ils soient frappés avec une intensité inégale; que le désordre morbide intéresse plus particulièrement les éléments généraux que le centre, ou celui-ci que les éléments généraux, de manière à donner plutôt à la maladie la physionomie d'une maladie générale ou d'une fièvre, que celle d'une maladie locale ou d'une phlegmasie; ou que ces deux expressions communes de toutes les maladies aiguës que les anciens ramassaient avec un vague mais sûr instinct du vrai dans leurs pyrétologies, naissent et se développent de front, comme il arrive à Paris dans le plus grand nombre des cas, qu'importe? Que fait à l'ordre intérieur et vivant des choses, l'ordre de leur apparition et de leurs symptômes? L'essentiel est qu'en face de la fièvre indéterminée et non organisée des ontologistes ; de l'inflammation primitivement locale, sans raison d'être et sans unité des anatomistes, vienne se poser l'existence d'un état morbide primitivement et essentiellement général et local en soi, quoiqu'il puisse, quelquefois, dans l'ordre d'apparition de ses symptômes, sembler primitivement local ou primitivement général.

Je le répète : il suffit que ces deux états coexistent, pour que, suivant les circonstances, l'altération de l'un l'emportant sur celle de l'autre et fournissant les premières et les plus importantes manifestations morbides, il en résulte tour à tour soit des phlegmasies, soit des fébri-phlegmasies, soit des fièvres, ces trois types de la pyrétologie. Voilà, en effet, ce que donne la clinique. Les faits ne se rétréciront pas : c'est aux théories à s'élargir.

I

Les localisateurs, partisans des phlegmasies primitives dans les
affections puerpérales, sont fort embarrassés des cas où les nécropsies sont négatives et ne leur apportent aucune base d'explication. Pour s'en tirer, ils ont recours à un de ces moyens désespérés
qui font chavirer tout d'un coup un système, et l'engloutissent
dans les eaux ennemies. Ils prétendent que, dans ces cas, l'inflammation est foudroyante, et que, comme le feu du ciel, elle tue
avant d'avoir produit ses effets anatomiques; puis, ils trouvent
facilement à citer des exemples de péritonite où l'atteinte a été si
générale et si forte, que les sujets ont succombé avant la formation de désordres inflammatoires dissécables. Le malheur pour
eux, c'est qu'ils soient obligés de choisir ces exemples dans des
accidents à cause extérieure mécanique ou chimique, et chez des
individus non malades. Il est certain qu'un homme assommé d'un
coup de marteau sur la tête, aurait pu, survivant à la commotion,
avoir un contusion et une inflammation cérébrales ; mais on ne
peut pas dire qu'il soit mort d'une cérébrite en herbe : il est mort
d'une commotion du cerveau.

Ainsi, une femme qui, trente-six heures après sa couche, succombe à une affection puerpérale typhoïde et foudroyante, n'est
enlevée ni par une péritonite, ni par quelqu'autre inflammation
que ce soit, mais par la commotion d'une cause morbifique à l'état

naissant. Une métro-péritonite se serait développée, je n'en doute
pas, qui aurait donné la mort quelques jours plus tard si le premier coup de l'affection eût épargné la vie ; mais on n'a pas le
droit de faire honneur de ce résultat présent à une inflammation
future. D'ailleurs, où est ici la cause externe? le coup de massue?
la brûlure? la perforation, qui se sont laissé invoquer par M. Cazeaux pour éclairer la théorie des fièvres puerpérales foudroyantes
à autopsies blanches ? Si cette cause n'est pas externe et mécanique, elle est donc interne, vitale, spontanée? C'est, en effet, un
poison morbide formé des éléments puerpéraux de la femme en
couches, et qui a acquis d'emblée la plus haute puissance de septi-
cité. Prenez un poison et injectez-le à des doses ou à des puissances de concentration différentes à plusieurs animaux. Vous aurez
chez l'un quelques troubles passagers de la santé ; chez un second,
de la fièvre et des fluxions plus ou moins graves ; chez le troisième
une fièvre et des congestions typhoïdes, des phlegmasies gangré-
neuses ; chez le dernier, une maladie maligne, une sidération nerveuse qui le tuera en quelques heures, et sans laisser de traces
anatomiques de son action. Celui-ci aura-t-il donc succombé à une
inflammation manquée, à une inflammation sans inflammation ?
Non, mais aux effets toxiques immédiats. Il y a quelque chose
dans l'organisme avant les vaisseaux capillaires, siége de l'inflammation : il y a ce que Hunter appelait *materia vitæ diffusa*, les
éléments partout présents à l'infini des appareils nerveux. On peut
être foudroyé par une scarlatine maligne sans angine et avant
toute inflammation exanthématique. Par quoi alors ? Ce n'est pas
sans doute par l'inflammation ; c'est par le poison scarlatineux à
sa plus haute puissance et à l'état naissant.

II

En nosologie, il n'y a pas d'inflammation. L'inflammation pure
et simple, n'est qu'une création de l'esprit, une abstraction. Je

ne connais l'inflammation qu'en pathologie générale. En nosologie et en clinique, je n'ai jamais vu que des inflammations, ce
qu'on appelle *des phlegmasies*. Ainsi de la fièvre et des fièvres.
Voilà ce qui fait qu'il y a des pyrexies sans fièvre. La fièvre, en
effet, n'est pas à elle-même sa cause. Cette cause se traduit quelquefois par d'autres symptômes que par le mouvement fébrile.
Lorsqu'on meurt de ces pyrexies sans fièvre, ce n'est pas celle-ci
qui tue, mais sa cause. Dans une fièvre pernicieuse, ce n'est pas
la fièvre qui est pernicieuse, mais l'empoisonnement paludéen.
De même, il y a des phlegmasies sans inflammation. La vie du
tissu est suffoquée avant qu'il ne s'enflamme, ou plutôt, c'est parce
que le principe de la phlegmasie a sidéré et asphyxié ce tissu,
qu'il ne s'enflammera pas. Certaines angines sont dans ce cas. A
côté d'elles, dans la même épidémie, il y a des angines avec inflammation gangréneuse; puis des angines avec inflammation
sans gangrène; d'autres, enfin, avec gangrène primitive sans inflammation.

Voilà le coup de marteau de tout à l'heure, la brûlure de M. Cazeaux, sa péritonite qui tue avant d'exister. Évidemment, elle ne
tue pas comme inflammation du péritoine, et bien au contraire.
Cet argument malheureux a trahi le système. Si l'orateur a voulu
dire qu'une inflammation tue par elle-même et comme inflammation, avant d'exister, sa proposition n'a pas de sens; il y a contradiction dans les termes. Si, au contraire, il a entendu que la cause
ordinaire et présumée de telle ou telle espèce d'inflammation,
pouvait tuer et tuait quelquefois avant toute évolution inflammatoire, il a eu raison, mais cette raison ruine tout son système. Il
a laissé entrer l'ennemi dans la place, c'est-à-dire le principe victo-
rieux des essentialistes dans le système défait des localisateurs.
Ici, en effet, la cause est primitivement générale. Engendrée en
nous et vivante, elle n'est ni mécanique ni chimique. C'est un
principe formé par intussusception ou tiré de nous-même.

Dans l'état puerpéral, ce principe naît et existe partout simultanément : voilà l'idée vraie des essentialistes. Seulement, ce poison agit avec une énergie concentrée dans les organes puerpéraux ; et voilà ce que les essentialistes ont tort de ne pas voir dans les faits obstinés des. anatomistes. Ce ne serait rien concéder au principe de leurs adversaires; et pourtant, ce serait les désarmer.

Si dans ces cas rapides, la mort a été si prompte, que des lésions anatomiques n'aient pas pu ou n'aient pas eu le temps de se développer d'une manière complète, le plan de la pyrexie reste incontestablement accusé pour les yeux qui savent prendre dans les faits de l'anatomie pathologique, non la lettre, mais l'esprit.

Nous allons voir ce plan d'abord vigoureusement tracé, s'effacer graduellement dans toutes les formes de la fièvre puerpérale, sans que le dessin fondamental de la nature puisse être perdu de vue un seul instant.

III

Dans la forme inflammatoire de la maladie, la fièvre qui représente l'action morbide propre des éléments généraux de l'état puerpéral, la fièvre est inflammatoire, et le centre de cet état, l'utérus et ses annexes, sont le siége de phlegmasies franches et intenses, métrites et métropéritonites. Quelquefois même d'autres phlegmasies franches disséminées, se développent surtout dans les divorses membranes séreuses.

Dans la forme purulente, s'il y a du pus dans plusieurs points de l'économie—ce qu'on nomme dans la pathologie grossière de l'humorisme, des abcès métastatiques—c'est toujours l'utérus, ses veines, ses lymphatiques qui présentent cette pyogénie au plus haut degré. On peut dire dans ce cas, ce que M. Louis a dit avec vérité des tubercules pulmonaires dans leurs rapports comparés avec les tubercules des autres organes. Quand dans la fièvre puerpérale purulente il y a du pus ailleurs que dans l'utérus et ses annexes, il y en a toujours dans ces parties centrales de la pyogénie puerpérale; et elles en renferment encore, alors même qu'on n'en trouve pas ailleurs. Pourtant, il est des cas où la mort est si rapide, qu'on peut croire qu'il n'y en a nulle part. Regardez bien toutefois, et vous verrez toujours, soit dans le tissu sous-péritonéal du petit bassin, sur les côtés, soit vers les annexes utérines, etc., transparaître quelques infiltrations rougeâtres, quelques traînées de lymphe plastique lactescente, en voie plus ou moins avancée de transformation purulente : linéaments précieux, première intention de la nature, comme aurait dit Hunter, véritables ébauches de l'organisation de la fièvre puerpérale qui condamnent et les ontologistes et les anatomistes : les premiers parce que dans ces cas, la centralisation des lésions utérines est prise sur le fait de son accomplissement, et que leur *secondaireté* ne peut pas se soutenir; les anatomistes, parce que ce même fait leur démontre avec des preuves de leur goût, que l'affection est primitivement, et tout à la fois, locale et générale, puisqu'on surprend à l'autopsie des lésions rudimentaires, des esquisses de phlegmasies naissantes qui ne sont ni causes ni effets de la fièvre. Causes, comment le seraient-elles? elles ne sont pas nées. Effets? Où avez-vous jamais vu la fièvre produire par elle-même des phlegmasies? Elle peut les précéder et les modifier, mais elle ne les produit pas. Les phlegmasies aussi peuvent précéder la fièvre; mais la produire, c'est une autre affaire, comme nous le verrons plus tard.

La fièvre et les phlegmasies sont des effets multiples, simultanés ou successifs d'une même cause plus profonde. Seulement, quand l'inflammation précède la fièvre, celle-ci prend, au début, des caractères particuliers qui ne sont pas ceux des pyrexies; et réciproquement, lorsque la fièvre précède les phlegmasies, celles-ci ont des propriétés spéciales qui les distinguent des inflammations primitives. Ces caractères ont été exposés, il y a bien longtemps, dans le *Traité de thérapeutique*, au chapitre de la MÉDICATION ANTIPHLOGISTIQUE. Un des plus remarquables de ces caractères serait, a-t-on dit, que les phlegmasies qui se développent dans le cours des pyrexies, suppurent avec une beaucoup plus grande facilité que les phlegmasies primitives. Je le nie d'une manière générale; et dans l'espèce, je distingue. Quand la fièvre est purulente, oui, les phlegmasies secondaires suppurent avec une incomparable rapidité; quelquefois même, certains matériaux solides du pus se déposent dans les tissus sans inflammation préalable. Quand la pyrexie n'est pas purulente, c'est au contraire, une particularité des phlegmasies secondaires d'être bâtardes, congestives, catarrhales, fausses comme on disait au siècle dernier, et de conclure difficilement à la suppuration.

IV

J'ai dit que la fièvre symptomatique d'une phlegmasie primitive présente à son début des caractères par lesquels on la distingue de la fièvre qui signale l'invasion d'une pyrexie, et je veux le répéter, parce que ce fait importe beaucoup ici. Lorsqu'une phlegmasie dure et s'aggrave, on voit, en effet, la fièvre symptomatique prendre peu à peu les caractères de la fièvre des pyrexies; et si, à ce moment, on place un clinicien habile en face d'une telle phlegmasie, il lui est difficile de décider si le cas appartient à la classe des fièvres ou à celle des inflammations. Cela est si vrai, qu'une des particularités qui distinguent le plus positivement les fièvres des phlegmasies, l'excès de fibrine dans celles-ci et sa diminution dans les premières, s'efface; et qu'à cette période grave où j'ai dit que la fièvre des phlegmasies prend les caractères de celle des pyrexies, le chiffre de la fibrine diminue dans le sang des sujets atteints de phlegmasies, et descend au chiffre de ceux qui sont atteints de fièvres. Mais revenons.

Je voudrais connaître un argument plus digne d'être offert aux deux partis pour les réconcilier honorablement, que ces lignes partielles du plan anatomique de la maladie, légèrement ébauchées sur le cadavre de la femme puerpérale. La maladie s'organisait quand la mort arrêtant le travail formateur, permet à l'observateur d'en surprendre le procédé. Ainsi l'embryologie dévoile les méthodes de la génération, et vivifie les données mortes de l'anatomie descriptive. Elle nous apprend que l'organisme adulte agit et fonctionne en suivant l'ordre et les lois qui ont présidé au développement de son embryon ; et ainsi, elle identifie dans un seul fait et dans une seule science, l'anatomie et la physiologie.

V

Expliquer par un même principe la formation primitive des organes, et leurs fonctions une fois que formés ils jouissent de l'existence, tel est le programme de la physiologie ; tel doit être aussi celui de la pathologie pour toutes les affections du cadre nosologique, à en juger par celles qui s'organisent anatomiquement au sein de l'économie, et qui sont du domaine de l'anatomie pathologique morte. Je m'adresse, en conséquence, aux anatomistes dans la question de la fièvre puerpérale ; j'admets tous les faits sur lesquels ils croient pouvoir fonder leur système ; je n'en récuse aucun ; je vais plus loin : j'accorde que les cas de fièvre puerpérale grave avec autopsies complétement négatives allégués par leurs adversaires, sont à réviser, et que désormais un examen plus attentif circonscrira toujours dans l'utérus ou ses annexes une lésion qu'on puisse invoquer comme le point de départ des symptômes généraux ; et appliquant à ces faits la loi fondamentale que je viens d'établir, je dis sans crainte d'être démenti par qui que ce soit dans le présent et dans l'avenir : vous voulez savoir comment cette inflammation une fois formée agit et fonctionne dans la maladie ; quelle place elle y occupe ; quel rôle elle y joue ? Tâchez de savoir d'abord dans quel ordre et suivant quels rapports elle y est apparue et s'y est développée ; car vous pouvez être assurés, qu'une fois la maladie bien formée, et que dans tout son cours, l'inflammation, parvenue à sa plus haute intensité, agira et fonctionnera, si je peux ainsi dire, dans le même rapport, dans la même mesure et dans le même ordre que ceux qui ont présidé à sa naissance et à son évolution. Voici encore le cadavre de la femme morte de fièvre puerpérale en deux jours. Pouvez-vous dire qu'elle a succombé à une inflammation de l'utérus, ou du péritoine, etc.? Évidemment non, car la cause doit être proportionnée à l'effet ; or, ici, l'effet est au comble, et la cause naissante. Mais si la mort n'arrivant qu'une semaine plus tard, l'inflammation a eu le temps de développer tous ses phénomènes dans une grande étendue, vous n'hésitez pas à lui tout rapporter, fièvre, désordres sympathiques graves, altérations générales profondes, et la mort, comme des effets à leur cause. C'est une erreur.

L'inflammation qui, vue à cette période de la maladie générale ou de la fièvre, vous paraît la produire et la gouverner tout entière, n'y joue pas un rôle essentiellement différent que dans le premier instant, où à la mort de la malade elle ne faisait encore qu'apparaître. Accomplie ou naissante, rudimentaire ou consommée, elle n'est toujours que la plus haute expression d'une force qui, générale et partout en action comme l'imprégnation morbide puerpérale, tend pourtant à se centraliser vers l'organe principal de la fonction. Si vous en doutez lorsque les désordres locaux tout à fait consommés absorbent votre attention et vous aveuglent, vous ne le pouvez, au moins, quand la femme meurt avant qu'ils ne soient formés. C'est à l'anatomie vivante, à l'anatomie d'évolution, à l'embryologie de la fièvre puerpérale, si je peux m'exprimer ainsi, qu'il faut demander la théorie de cette affection, et non à son anatomie morte, car celle-ci ne peut vous dire que ce qui est fait, et non ce qui se fait. Hé bien, qu'est-ce qui s'est fait chez cette femme morte en trente-six heures? A la place du frisson de la fièvre de lait, vous avez eu un frisson immédiatement suivi de prostration profonde et de décomposition des traits. Au lieu d'observer la turgescence et l'injection générales de la peau et des vaisseaux, on a vu les vaisseaux revenir sur eux-mêmes comme vidés par des évacuations excessives, la peau se flétrir, le pouls se prendre d'une fréquence et d'une petitesse extrêmes; puis, une respiration haute, costale, anxieuse, se précipiter avec le pouls comme dans les effrois profonds de la nature. En même temps, le ventre s'est promptement ballonné; quoique distendu, il est sans rénitence, pâteux comme celui d'un cadavre. La pression réveille pourtant des douleurs dans l'hypogastre ou dans la région des ligaments utérins; le vagin est sec ou baigné de vidanges infectes; une diarrhée involontaire vient souvent hâter la dissolution générale; l'agonie a commencé rapide comme la maladie..... A l'autopsie l'utérus se présente ramolli, et il faut se contenter pour toute altération visible, de l'esquisse du travail inflammatoire sous-péritonéal que j'ai signalé d'abord. Devant ce fait, les essentialistes et les anatomistes sont convaincus d'insuffisance et d'erreur. Pour les localisateurs, cela saute aux yeux. Mais j'ose croire que le système des essentialistes ne se tient guère mieux, car il leur faut avouer que dès le début, l'utérus forme le nœud vivant de la maladie, et que quelle que soit la prédominance apparente des accidents généraux où ils placent toute la maladie, ces accidents se rapportent à l'utérus comme à leur centre. On a vu, en effet, dans le cas que j'ai pris pour exemple, cette concentration morbide s'ébaucher anatomiquement vers les organes du bassin, non pas avant, non pas après l'ébranlement général, mais simultanément et dans un effort commun dont l'utérus représentait la plus haute énergie.

VI

J'ai été amené à étendre ces développements par la nécessité de prouver contre les ontologistes, que, fût-ce en l'absence de toute lésion microscopique appréciable, l'utérus est le centre de la fièvre puerpérale. Cette proposition a paru hardie. Encore quelques lignes, et elle sera simple comme la vérité.

Des cas où cette centralisation est incontestable, on peut amener l'esprit par des transitions insensibles, à ceux où l'absence de preuve anatomique, loin d'infirmer le fait, le corrobore, au contraire, et fournit une raison de plus pour l'affirmer.

Les preuves sont faites pour la forme inflammatoire et pour la forme purulente. Restent une forme putride et une forme nerveuse, où se retranchent les ontologistes, et où ils forcent leurs adversaires à des concessions ruineuses. Pourtant, dans la forme putride, l'état de l'utérus répond parfaitement au caractère de l'affection générale ou de la fièvre. On le trouve noirâtre, flasque, frappé d'une sorte de putrescence ou de gangrène décidée. Quand il n'est pas perforé, les doigts s'y enfoncent et le déchirent avec la plus grande facilité ; la surface placentaire est noirâtre et sanieuse, le tissu utérin gorgé de liquides putréfiés ; le col ressemble à une plaie envahie par la pourriture d'hôpital ; en un mot, les organes du petit bassin représentent bien à son plus haut degré l'état putride que je ne décris pas et qu'accusent tous les symptômes de la fièvre. Si la femme meurt rapidement, on ne trouve à l'autopsie que les altérations locales que je viens de rappeler. Si la maladie peut s'établir et enchaîner ses périodes comme une pyrexie, on voit des phlegmasies disséminées apparaître dans divers organes; et puis, le météorisme et la diarrhée, les catarrhes et les pneumonies lobulaires comme dans nos fièvres continues graves, le délire, la fuliginosité de la langue et des dents, les escarres au sacrum, etc., viennent achever le tableau.... Or, dans cette forme qui simule la fièvre entéro-mésentérique typhoïde, les phlegmasies secondaires ne suppurent pas; elles ont un autre cachet, le ramollissement, la gangrénescence et l'ulcération, comme dans toutes les fièvres putrides. On y observe le sphacèle primitif des parties molles. Mon honorable ami et collègue de l'hôpital Lariboisière, M. Bourdon, a donné de ces faits importants une bonne description qui restera.

<h2 style="text-align:center">VII</h2>

J'ai eu occasion d'observer, il y a dix ans, une épidémie de fièvres puerpérales à l'hôpital Necker, où je suppléais M. Trousseau. Des fièvres typhoïdes régnaient en même temps. Je me rappelle combien le parallèle de ces deux pyrexies m'intéressa; combien surtout, en l'absence de renseignements sur le point de départ et les causes; en l'absence des taches lenticulaires, et des caractères nécropsiques, et si on ne commençait à observer que vers la fin de la première semaine, combien, dis-je, il était difficile de distinguer les deux maladies. Je sais de quelle manière les localisateurs expliquent cette forme putride de la fièvre puerpérale, et où réside pour eux la source des symptômes généraux. Je compléterai tout à l'heure la démonstration de ma théorie du rôle des organes utérins dans les fièvres puerpérales, en réfutant cette opinion ainsi que celle de la phlébite et de la lymphangite considérées comme causes de la forme purulente de ces fièvres. En attendant, je prends acte de l'état de l'utérus et de ses annexes dans la forme typhoïde, et je soutiens que cet état n'est ni cause ni effet des altérations du même ordre que présente la fièvre et qui marquent tous les symptômes généraux du cachet de l'infection putride, mais qu'il en est le centre et la plus haute expression; qu'il ne leur est ni antérieur, ni postérieur; mais qu'en sa qualité de foyer principal de l'affection générale, il en accuse plus fortement qu'eux la nature et les effets. Il joue donc encore dans cette profonde altération de la fonction puerpérale, le rôle qu'il jouait dans la fonction à l'état sain.

VIII

Quant à la forme sidérante et nerveuse où les nécropsies sont muettes, où le scalpel le plus habile ne trouve à disséquer aucune lésion, à recueillir aucun produit morbide dans l'utérus, ses annexes et ses vaisseaux de tout ordre, l'action pathologique éminente et principale de l'utérus n'est pas plus contestable que dans les formes précédentes. La fièvre puerpérale y est centralisée tout aussi positivement que lorsqu'après la mort, l'organe en garde les traces anatomiques.

En effet, qu'est-ce qui distingue cette forme maligne et foudroyante?

On s'en fait une idée en ajoutant une puissance morbide de plus aux formes précédentes, la purulente grave, ou la putride. La vie générale et élémentaire, comme la vie des centres organiques, est suffoquée par le poison morbide concentré et à l'état naissant. Dans cette variété, il n'y a ni réaction générale, ni réaction locale, parce qu'il n'y a plus d'énergies saines dans l'économie, pas un point où subsiste le *vita sana superstes* des anciens. On voit peu de temps après la délivrance, le ventre se bouffir sans rénitence. L'utérus indolent, frappé d'une sorte d'asphyxie, est certainement de tous les organes le plus sidéré. Le travail de l'accouchement terminé, une stupeur morbide funeste, le typhus s'empare de lui. Comme dans la forme inflammatoire il était le centre de la réaction phlogistique; comme dans la forme purulente, nous l'avons vu être le centre de l'action pyogénique générale, et dans la fièvre putride puerpérale le foyer principal des lésions à caractère septique et gangréneux; ainsi, dans le typhus nerveux et foudroyant des femmes en couches, nous le voyons, centre de la stupeur, représenter à son plus haut degré un état semblable de toute l'économie, en décider l'explosion, l'accroître de l'influence puissante de la sienne propre, commander enfin à l'adynamie, et par son inertie, sa flaccidité, l'absence de formations morbides quelconques dans son tissu et ses annexes, accuser l'asphyxie et la sidération profondes dont il est frappé. Voilà comment, dans cette forme la plus grave des fièvres puerpérales, l'absence de toute réaction et de toute production morbides dans l'utérus, prouve de la manière la plus appropriée, que cet organe est bien le centre de la maladie.

Quelle que soit la forme d'une fièvre puerpérale, on est donc sûr de voir concentrée dans l'utérus et à sa plus haute puissance l'espèce d'altération dont les éléments coexistent solidairement dans toute l'économie.

Les ontologistes renonceront à voir dans le typhus des femmes en couches une affection vague et indéterminée, une fièvre essentielle, au sens des pathologistes antérieurs à la révolution de Broussais. Les anatomistes abandonneront moins facilement leur principe, parce qu'ils croient posséder dans la phlébite et la lymphangite utérines, dans l'absorption des liquides putréfiés qui croupissent à la surface de la plaie placentaire, tous les éléments de la généralisation secondaire d'une affection qui est, suivant eux, primitivement et chirurgicalement locale. Il importe donc de donner à ces faits spécieux leur valeur véritable.

La doctrine de la phlébite nous ramène à un humorisme plus précis mais non moins grossier que l'ancien. — C'est l'anatomisme appliqué aux humeurs. — Elle suppose ce qui est en question, le pus. — Celui-ci a une action réflexe qui multiplie indéfiniment sa cause. — Ce qu'on appelle métastase doit s'appeler sympathie. — Le pus n'est pas transporté, il se forme.—Cette formation a plusieurs degrés ou puissances, depuis la fièvre saine de suppuration jusqu'à l'entraînement purulent. — La phlébite qui suppure d'emblée n'est déjà que l'expression de ce dernier état. — Rapports du sang puerpéral, des lochies, du lait et du pus. — Différence entre un accident et une maladie, entre la présence accidentelle du pus dans le système vasculaire et la purulenec spontanée.

I

Je ne veux pas discuter l'existence constante de la phlébite et de la lymphangite utérines dans la fièvre puerpérale purulente : admettons-les pour simplifier le débat. Je prends pour certain le transport du pus en masse ou de ses parties liquides dans le torrent circulatoire ; je crois à une influence nuisible de cette imprégnation du sang par le pus ou par des liquides putréfiés ; et je soutiens nonobstant, qu'elle ne suffit à expliquer ni la nature, ni la marche de la fièvre puerpérale purulente ou putride.

Non, jamais la pénétration du pus d'une phlébite dans le torrent circulatoire ne déterminera une fièvre purulente, si la masse sanguine n'est préalablement et spécialement disposée à recevoir cette imprégnation. Je me sers souvent de ce mot ; il est toute une théorie. Ce qui caractérise une fièvre purulente, c'est précisément, que le sang y est tout prêt pour la formation du pus, et que la moindre excitation des vaisseaux, la plus petite irritation dans un point de la circulation capillaire, y est une occasion de pyogénie.

Dans ces cas, il y a pour la pyogénie *consensus unus, conspiratio una.* Il ne faut pas se laisser détourner de cette vue parce

que le branle sera parti d'un point plutôt que d'un autre ; parce
qu'une irritation locale aura déterminé l'explosion purulente générale. L'appareil circulatoire n'est pas un simple appareil de
translation ; c'est un appareil formateur dont toutes les parties
sympathisent étroitement. Ce que l'une fait, les autres ont une
très grande tendance à le faire dans l'ordre pathologique comme
dans l'ordre physiologique. Elles conspirent toutes dans la sanguification saine, mais toutes aussi dans la sanguification morbide, et pour le cas qui nous occupe, dans la sanguification purulente. Hors de cet esprit, la métastase est une grossièreté qu'il
est temps de laisser aux matrones. Elle suppose précisément ce
qui est en question, le pus. La phlébite injectant son pus dans le
torrent circulatoire, et faisant ainsi une maladie de toutes pièces,
mais c'était bon il y a tantôt quarante ans ! Aujourd'hui, nos
Élèves n'en veulent plus. Échappant tous les jours aux naïvetés
de la médecine basée sur l'anatomie de Boyer ; imbus déjà de
quelques notions d'embryologie, d'anatomie comparée, d'histo-
logie qui font entrer dans leur esprit la notion de la vie propre
des parties à l'infini, ils ne considèrent plus le système circulatoire comme une machine à charrier passivement le sang et toutes
les saletés qu'y déverse sans se gêner l'humorisme, mais comme
formant lui-même toutes les altérations dont il est susceptible dans
l'immense réseau de ses cavités essentiellement solidaires, ani-
mées partout, partout closes, et faisant toutes la même chose à
des degrés différents dans une infinie variété de mouvements et
d'actes générateurs sains ou morbides.

II

Il faut autre chose qu'un transport mécanique, que la métastase
du pus d'une phlébite pour mettre une partie de l'organisme en
rapport d'actions morbides avec le tout. Rien ne s'y fait sans sym-

pathie; et les sympathies ne sont pas indéterminées comme les font Haller, Bichat et Broussais. Ce ne sont pas des ébranlements vagues ne portant avec eux que du mouvement. Elles sont spéciales, variées comme les parties qu'elles unissent dans une vie commune saine ou morbide. Il y a des sympathies de suppuration dans lesquelles une partie stimulée suppure par sympathie avec une disposition pyogénique générale ; et d'autres, dans lesquelles le système circulatoire entier conçoit la disposition pyogénique par sympathie avec la suppuration d'une de ses parties circonscrite et capillaire. La métastase du pus suppose le pus ; et le pus engendré par le pus, ne l'est pas d'une manière essentiellement différente du pus primitif. Qu'il s'applique aux liquides comme aux solides, l'anatomisme ne sera jamais que la médecine des effets pris pour les causes. Je sais bien, qu'ahuri par le Baconisme, on veut, en physiologie, n'opérer que sur des faits physiques, des faits à trois dimensions. On veut aussi que les rapports entre ces faits jouissent des trois dimensions et puissent être pris à pleines mains; et les causes aussi. Pour expliquer la formation du pus, on exige du pus, et entre cette cause et cet effet, encore du pus. A ce signe, vous reconnaîtrez l'induction légitime. C'est avec cette méthode sévère qu'on ne se trompe jamais.

II

Nous reviendrons sur la nécessité des sympathies morbides. Voyons d'abord tout ce que suppose l'existence locale du pus et à quoi se bornent les effets de son action *réflexe* sur le sang.

Pourquoi, ici, les veines du col, là, les sinus utérins, plus loin les vaisseaux lymphatiques, éprouvent-ils après l'accouchement une inflammation, et une inflammation suppurative ? Pourquoi du pus dans ce cas, et non pas une inflammation adhésive ? Pourquoi même une inflammation adhésive ? Mais, dira-t-on, il est inutile d'invoquer des causes internes et une spontanéité morbide. Le travail de la parturition et l'état de l'utérus qui le suit, ne sont-ils pas un véritable traumatisme? Non, car d'après cette idée, toutes les femmes qui accouchent doivent avoir une phlébite qui verse du pus dans leur circulation; et il n'y en a pourtant pas une sur cent qui éprouve de l'inflammation utérine, encore moins une infection purulente. Et puis, y eût-il traumatisme, qu'on n'en pourrait rien conclure, car en dehors des conditions plus ou moins bien connues de la fièvre purulente, les opérés n'éprouvent pas cette fièvre. Ils n'ont qu'une fièvre de suppuration commune et saine qui s'accomplit sans pyogénie ailleurs qu'à la plaie. Ce ne sont pourtant ni la phlébite ni la lymphangite qui leur manquent. Il en est ainsi dans la variole; mais il en est quelquefois tout autrement et chez les opérés et chez les varioleux; il en est tout autrement aussi chez la puerpérale, qui au lieu de la fièvre de lait, va avoir la fièvre de pus. Entre ces deux séries de cas, il n'y a que l'épaisseur d'une fièvre purulente, ou d'une tendance fébrile du sang à se transformer en pus; il n'y a que la distance d'une maladie saine à une maladie délétère.

III

Je l'ai déjà dit: on a bien abusé à l'Académie de la plaie placentaire et du traumatisme puerpéral. Au lieu de se contenter d'une analogie, on a voulu y voir une identité avec une plaie accidentelle et un traumatisme chirurgical. Mais qu'on veuille sortir un instant de l'anatomie morte et mécanique pour entrer dans l'anatomie d'évolution; qu'on conçoive l'appareil puerpéral comme je l'ai fait, les choses vont bien changer d'aspect. On verra que l'état morbide spontané de ce traumatisme naturel, suppose chez la femme des conditions générales très altérables, et que ce sont ces altérations centralisées dans un organe irrité par la grossesse et le travail de l'accouchement, qui constituent l'état morbide puerpéral. Si je voulais mettre en face ces deux traumatismes, chaque trait, à côté d'une ressemblance extérieure qui saute à des yeux d'enfant, montrerait une différence interne et profonde qu'il faut prendre le temps de chercher.

Une des principales, c'est que hors d'un état morbide spontané, les sinus utérins ne suppurent pas — sans quoi toutes les femmes ne pourraient pas plus échapper à l'infection purulente qu'à la circulation nécessaire d'une certaine quantité de pus dans leurs veines et partout, — et que malgré la présence de leucocythes dans les lochies, cette humeur n'est pas du pus. Après avoir justement reproché à M. Trousseau un abus d'analogie entre la fièvre puerpérale et celle des opérés, M. Cruveilhier a dépassé lui-même l'analogie. Non content d'un parallèle général incontestablement légitime, et entrant dans le détail, il a identifié rondement avec une plaie la cavité utérine après l'accouchement naturel. Il nous y a fait assister à toutes les phases d'une solution de continuité accidentelle qui se répare par la génération pathologique d'un tissu nouveau, vrai tissu inodulaire, et en fin de compte, d'une bonne cicatrice. La cause de l'anatomisme avait besoin de ces erreurs.... Le retour de l'utérus à son état normal, et la possibilité d'une conception nouvelle après de tels désordres et une réparation aussi complète, ne sont pas la chose la moins extraordinaire que renferme ce système. Au contraire, un traumatisme qui s'opère tout seul et naturellement, suppose bien des conditions funestes à l'anatomisme.

IV

Si la chute du placenta et l'état de l'utérus qui lui succède, constituent un traumatisme, la phlébite y doit être inévitable, et la fièvre purulente remplacer habituellement la fièvre de lait. Pas du tout. Quand la femme allaite, les lochies sont suspendues ; si elle n'allaite pas, les lochies continuent plus ou moins caractérisées jusqu'au retour des premières menstrues. Il ne faut jamais perdre de vue l'état du sang et de la lymphe qui arrosent tous les tissus de la femme enceinte et en couches. On ne pourrait pas citer une crase plus propre à la formation des phlegmasies, et une puissance morbide de plus étant donnée, à la formation du pus. Cette lymphe plastique dont le sang de la femme enceinte est si riche, le stimulus de la maladie étant donné, constitue, en effet, la base même du pus. Or, rien n'est plus altérable dans l'économie que les organes qui accomplissent des fonctions transitoires, et en particulier, ceux qui servent plutôt aux fonctions de l'espèce que de l'individu. Rien surtout de plus altérable que les dispositions du sang et que les sécrétions relatives à ces fonctions accessoires. L'état du sang chez la femme enceinte et en couches, est certes, bien naturel ; mais c'est le plus altérable des équilibres de la chimie vivante, comme les lochies et le lait les plus délicates, les plus éminemment altérables des sécrétions. Je veux dire que les propriétés morbides sont plus prochaines, plus imminentes dans ces tissus, dans ces humeurs, dans ces fonctions, que partout ailleurs. Or, songez qu'il va falloir qu'en deux jours, les matériaux nourriciers propres du fœtus, s'appliquent sous une autre forme à la nourriture de l'enfant émancipé. Rien de plus périlleux que ce passage. Il se fait par les lochies. Cette sécrétion forme la transition entre la sécrétion placentaire du sang destiné au fœtus, et la sécrétion des mamelles, placenta du nouveau-né. Le sang, réservoir commun de ces trois sécrétions, renferme donc des matériaux susceptibles de se transformer facilement de l'une dans l'autre. Rien ne prouve mieux l'instabilité et par conséquent l'altérabilité du sang puerpéral. Il n'est pas, je le répète, de sang plus inflammable. Telle est la diathèse inflammatoire de M. Beau : idée très juste une fois qu'on l'a dépouillée, comme je l'ai dû faire, du sens faux que lui prête le mot diathèse, et qu'on la réduit au sens d'affection aigüe et impersonnelle que lui donne certainement son honorable auteur. Mais on sait qu'une puissance morbide de plus ajoutée à une inflammation adhésive spontanée, la fait passer à l'état d'inflammation suppurative. Il est exact d'en dire autant de la disposition inflammatoire du sang. Élevée à une puissance morbide de plus, elle passe à l'état de disposition purulente. L'existence d'une phlébite utérine après la couche, est déjà une manifestation de cet état, car sans lui, toute phlébite spontanée est adhésive. Or, lorsque l'accouchement a été naturel, qu'il n'y a pas eu de violence mécanique exercée sur la matrice, on m'accordera bien que le traumatisme utérin est normal et tout spontané, et que les phlegmasies qui peuvent survenir dans ces circonstances, sont spontanées elles-mêmes. Hé bien, je le répète, une inflammation spontanée qui suppure, et surtout qui suppure rapidement, accuse une disposition pyogénique du sang. Cela est encore plus vrai de la phlébite que de toute autre inflammation, et plus vrai chez la femme en couches que dans tout autre état de l'économie : on sait pourquoi. Cette disposition existe à toutes les puissances, depuis celle où se produisent des phlegmasies disséminées suppurantes à caractère franc et critique, sans entraînement de la masse, — et alors ces phlegmasies sont accompagnées d'un travail inflammatoire local assez vif et assez sain — jusqu'à celles où l'entraînement et la colliquation existant, les phlegmasies pullulent sans vive réaction de la partie, pour former les abcès métastatiques latents des parenchymes sans membrane pyogénique, et les épanchements purulents des cavités séreuses.

V

Quand la disposition pyogénique du sang existe et qu'une phlébite non coagulante et suppurée introduit dans la masse prête pour la fermentation purulente, du pus ou quelques-uns de ses éléments, cette sorte d'inoculation du sujet par lui-même peut aggraver la fièvre, et par suite, la formation des phlegmasies multiples suppurées. Des frissonnnements irréguliers sont généralement le premier signe de la part sympathique que prend l'organisme à cet état nouveau, ainsi que de l'inoculation purulente de l'appareil circulatoire et du torrent de chair coulante qui vit et se transforme incessamment en lui. Mais l'imprégnation produite par le pus d'une veine suppurante ou plutôt par ses éléments liquides, seuls caractéristiques de cette humeur, seuls délétères, seuls virulents — quand le pus a cette dernière propriété, — seuls capables, par conséquent, de féconder pyogéniquement la masse du sang puerpéral, cette imprégnation morbide suppose deux choses inséparables, d'abord une sympathie de suppuration entre le vaisseau malade et le reste du système vasculaire ; ensuite, des éléments congénères aptes à recevoir et à développer le ferment ou la semence. Ces deux conditions solidaires représentent les deux éléments indivisibles de toute fonction et de toute maladie, le nerf et le vaisseau. L'unité de la fièvre puerpérale est inconcevable sans leur réunion. Elles existent à bien des degrés : faibles et imparfaites, et alors la pénétration du pus dans le sang n'a qu'un effet peu grave, un effet proportionné à la gravité de l'état qui a présidé à la suppuration locale ; puissantes et bien formées, et alors la disposition pyogénique de la masse est spontanément si avancée, qu'une fièvre s'y allume primitive et d'elle-même, et que l'infection réflexe ou en retour, n'a pour effet que de multiplier sa cause comme par un cercle vicieux où l'effet devient cause à son tour et aggrave son propre principe. Il n'en est pas autrement dans la fièvre purulente des opérés, qu'on nous oppose si fièrement. La circulation du pus déjà formé, n'y est qu'une superfétation purulente. Mais le plan primitif de la maladie est formé indépendamment de l'infection réflexe.

Une observation bien simple va mettre cela hors de doute.

VI

Il y a entre les effets de la pénétration du pus dans un système circulatoire sain et non prédisposé à la pyogénie, et sa pénétration dans les vaisseaux sanguins d'un organisme affecté de cette disposition déterminée comme est celui d'une femme en couches, une différence considérable, et la voici : Quand on injecte du pus dans les veines d'un animal bien portant, on ne détermine pas toujours des effets toxiques bien notables ; et si on en produit, ils ressemblent bien plus à des accidents qu'à une maladie. Or, tout le monde sait la différence qui existe entre une maladie et un accident d'empoisonnement. L'animal éprouve une inquiétude générale et un peu d'abattement ; il a l'œil terne et chassieux, il perd un instant l'appétit ; puis, une diarrhée peu tout terminer. Je ne vois pas là une maladie en règle, c'est-à-dire, un travail morbide organisé, ayant prodrômes, invasion, etc., périodes et lésions coordonnées ; en un mot, tout un mode d'existence nouveau avec ses âges, ses produits et son organisation, comme nous le voyons dans les fièvres et les phlegmasies. La pénétration du pus dans le sang d'un sujet bien portant, ne détermine rien de cela ; mais, je le répète, un simple accident plus ou moins intense, quand toutefois, elle détermine quelque chose.

VII

Au contraire, si les vaisseaux en qui a pénétré la semence pyogénique, renferment des matériaux et une disposition congénères, ce ferment ne se bornera pas à produire un désordre passager et accidentel : une maladie générale sera conçue, qui déroulera régulièrement ses périodes, s'organisera en centres secondaires d'action sous la forme de phlegmasies multiples à caractère purulent, et constituera une de ces altérations qui, développées dans les canaux innombrables qu'agite le mouvement circulaire de la sanguification, greffent sur lui, pendant un certain temps, une existence éphémère plus ou moins périlleuse qu'on nomme *une fièvre*. Eh bien, il faut le redire aux pathologistes qui assimilent les intoxications spontanées de la circulation ou la formation générale des poisons morbides à des empoisonnements de cause externe — et leurs absorptions de pus, et leurs phlébites, à eux, ne sont pas autre chose — que jamais ils ne produiront ainsi, extérieurement et de toutes pièces, une fièvre dans le sens nosologique du mot. D'autres conditions sont nécessaires, en effet, pour créer toute une vie nouvelle et bien organisée de l'appareil circulatoire, traduisant un état nouveau de l'hématose générale, et par conséquent de la nutrition. Il est bien évident, qu'un pareil état, ou que les éléments de ce parasitisme funeste, doivent naître et évoluer spontanément en nous; sans quoi, encore un coup, ce n'est pas à une maladie qu'on aurait affaire, mais à un accident. L'idée de maladie emporte l'idée de spontanéité; comme l'idée d'empoisonnement ne suppose que celle d'une intervention externe et accidentelle. Dans l'une, l'organisme fabrique lui-même le poison; et en cela même, consiste la maladie, ce qui fait qu'elle est maladie et non accident; dans l'autre, l'organisme reçoit le poison tout fait; il le subit; et c'est parce qu'il ne le fait pas et que ce poison n'est pas formé de lui, qu'il n'en résulte qu'un accident et non une maladie. Or, que le pus soit injecté du dehors dans les veines, ou que formé localement dans un vaisseau, il passe de là dans le sang, toujours est-il que la maladie générale — et il ne s'agit ici que d'elle seule — toujours est-il que la maladie générale se forme pour les anatomistes, comme si le pus était injecté du dehors. Que si, pour échapper à cet argument, ils accordent que la suppuration qui fournit le poison morbide, n'est pas un fait purement local, mais l'expression d'une disposition pyogénique préexistante du sang, ils confessent l'insuffisance de leur principe; ils s'abandonnent eux-mêmes. Croire qu'on est quitte envers les faits considérables sur lesquels s'appuient les généralisateurs, par ce qu'on admet avec eux des éléments de maladie générale dans les fièvres puerpérales, tout en continuant à professer la nature primitivement et chirurgicalement locale de ces fièvres, c'est, en effet, en prendre à son aise; et il faut convenir que les essentialistes ont plus de tenue que cela et plus d'estime pour leur principe.

Peut-on bien, par exemple, se proclamer localisateur, et dire que « la fièvre puerpérale est une péritonite compliquée de phlegmasies multiples, de phlébite, de lymphite, d'empoisonnement du sang, développée chez une femme qui se trouve dans des conditions de prédisposition particulières, retentissant sur tous les viscères abdominaux et sur l'organisme tout entier? » A coup sûr, ce n'est pas là avancer beaucoup la notion de la fièvre puerpérale; mais c'est fournir à ceux qui ne sont pas rivés à leur passé, et qui aiment les révolutions — c'est-à-dire l'évolution et le progrès, même au prix de quelques secousses, — tout ce qu'il faut pour sortir de l'ornière de l'anatomisme. Pour mon compte, je ne saurais trop remercier M. Velpeau du secours qu'il m'a prêté. Il a renoncé à la phlébite-principe, parce qu'il a bien vu qu'elle n'était qu'une des conséquences multiples d'un état morbide général centralisé vers les organes du bassin. Son solide et vigoureux bon sens l'a mis au-dessus de ses propres doctrines. Il n'est pas donné à tout le monde de pouvoir faire prendre une tournure aussi virile à ses *juvenilia*.

Ma théorie est la seule qui puisse animer le tableau de M. Velpeau, et donner aux éléments qu'il reconnaît, et comme il les reconnaît, dans la *fièvre puerpérale*, le sens et l'unité qui leur manquent.

*Le sens commun médical force les localisateurs à admettre un état mor-
bide général préexistant aux phlegmasies, quoique leur doctrine le
repousse. — Encore les sympathies morbides substituées aux métas-
tases, et la formation infiniment multiple du pus à sa circulation
mécanique. — La circulation est un mouvement sanguificateur. — Nature de la fièvre inflammatoire symptomatique des phlegmasies. —
J'explique tout par intussusception, mes adversaires tout par juxta-
position. — Différence de l'infection putride accidentelle et de la
spontanée. — Considérée en soi, indépendamment de toutes ses formes
et de tous ses accidents, la fièvre puerpérale est une affection générale
centralisée vers les organes pelviens. — Rôle de l'accouchement. — Le
traumatisme utérin* exposé de M. J. Guérin.

I

J'ai dit que les localisateurs s'abandonnent eux-mêmes lorsqu'ils
accordent chez la femme puerpérale une disposition inflammatoire
ou pyogénique préexistante et déterminée ; et que de cet état morbide général, plus ou moins latent dans son principe, plus ou
moins primitif dans ses manifestations, on peut faire sortir toute
la pyrétologie spéciale qu'ils s'obstinent à repousser.

Mais, répondront-ils, admettre une prédisposition inflammatoire chez la femme en couches, une crase particulière du sang,
ce n'est rien accorder de contradictoire avec l'idée d'une phlegmasie ou d'une maladie locale. Toutes les phlegmasies du cadre
nosologique en sont là. Pour toutes, pour l'angine, la pneumonie,
l'érysipèle, etc., on admet cette disposition inflammatoire sans
cesser de ranger ces affections dans les phlegmasies, et par conséquent de les classer dans les maladies locales. Rien de plus
vrai. Et pourtant, cet aveu est précieux ; et il importe de constater
que les localisateurs des fièvres puerpérales, sont forcés de convenir que toutes les phlegmasies de la pathologie interne sont
des maladies générales à détermination locale initiale et dominante. Or, je le demande, si cela est vrai des phlegmasies en

général, combien plus cela ne l'est-il pas des phlegmasies puerpérales, même sans compter les fièvres de cette espèce ?

Je ne fais donc aucune difficulté de reconnaître à ces conditions,
avec les localisateurs, des phlegmasies dans le cadre des affections
puerpérales aigües; mais ce n'est pas une raison pour en exclure
les fièvres. Les unes n'empêchent pas les autres ; et il ne s'agit
plus que de savoir ce que sont les fièvres puerpérales comparées aux phlegmasies du même ordre, et surtout aux autres
pyrexies. Que l'existence des phlegmasies n'empêche pas celle des
fièvres puerpérales, c'est l'importante vérité que j'exposerais en ce
moment, si l'occasion de le faire ne devait pas se présenter plus
naturellement lorsque j'examinerai la face nosologique de ma
question, et que j'établirai les principes d'une classification des
maladies puerpérales. Je reviens à l'infection purulente et à ce
qu'on appelle la fièvre de résorption, afin de mieux inculquer une
idée capitale trop brièvement exposée, et qui remplace par un
principe physiologique, le principe de mécanique qui a fait la for-
tune de la phlébite.

II

J'ai essayé de prouver que la translation du pus dans le sang,
n'est pas, comme on le croit, l'agent qui met en branle les fièvres
puerpérales, et qu'on ne peut se croire quitte envers l'observation,
quand pour expliquer ces fièvres, on a fait passer quelques gouttes
de pus dans les vaisseaux sanguins d'une femme bien portante.
Est-ce ainsi que procède l'organisme vivant? Est-ce dans ses principes, si je peux ainsi dire, de prendre les choses toutes faites, de
se borner à les changer de place, et de n'agir que par transport
et mélange? Qui ne sait que tout en lui est conception, génération,
évolution, sympathie ? L'humorisme des localisateurs parait
l'ignorer. Que s'il prétend à n'être pas confondu avec l'humorisme

des commères, je conviendrai qu'il lui est supérieur par des notions d'anatomie mécanique et de séméiologie que le vulgaire ne possède pas ; mais je n'accorderai rien de plus. Au fond, l'humorisme moderne, tout fier de sa nouvelle hématologie, n'est pas plus fort que l'ancien. Je n'y vois après tout, que l'anatomie pathologique des liquides. Les principes sont les mêmes, les instruments seuls sont changés. Au lieu du scalpel, c'est du microscope qu'on se sert. Appliquez aux altérations du sang les grossières idées sur lesquelles les anatomistes d'il y a trente ans prétendaient fonder la pathologie, et vous aurez l'humorisme actuel. C'est une anatomie nouvelle et plus fine mise au service d'une erreur ancienne et aussi grossière. Plus savante et plus précise, cette erreur n'en est que plus vaine et plus dangereuse. Elle altère des faits plus positifs et plus précieux qu'autrefois : voilà tout.

III

Pour jouer son rôle secondaire dans la production des fièvres puerpérales, l'absorption du pus suppose des conditions pathologiques préétablies, et des rapports sympathiques tout spéciaux entre le foyer phlegmasique et le système circulatoire. Le frisson qui signale le début d'une suppuration, apparaît avant la formation du pus. C'est lorsque le phlegmon naît à des actions morbides nouvelles, c'est lorsque tend à s'y établir un autre ordre d'altération, que l'organisme consensuellement modifié dans sa vitalité générale, conçoit aussi une nouvelle et plus haute puissance de maladie, et manifeste par le frisson la sympathie qu'il en éprouve. Or, cette sympathie n'est ni vague, ni indéterminée, ni purement physiologique : c'est une sympathie de suppuration. Le système circulatoire ou sanguificateur conçoit donc dans ce cas une véritable sympathie de suppuration. L'affection locale et l'affection générale sont dès lors en harmonie, et constituent une phlegmasie générálisée dans le grand appareil vasculaire sous la forme d'une fièvre inflammatoire. Cette phlegmasie fébrile n'est réellement qu'une pyrexie renversée. En effet, quoique sympathique ou secondaire, la fièvre n'y existe qu'en vertu de la naissance et de l'évolution d'une matière fébrile et inflammatoire dans l'appareil de la circulation. Une fois formée, elle a donc son *essentialité*, c'est-à-dire son existence propre. Aussi, pour peu qu'elle dure un certain temps, elle devient à son tour une pyrexie ou fièvre primitive. Elle en prend tous les caractères, et bientôt elle a ses phlegmasies subordonnées. C'est pourquoi M. Cruveilhier a pu dire, sans errer au fond, que les phlegmasies puerpérales étaient des fièvres ; et pourquoi aussi, les plus profonds d'entre les anciens, mettaient les phlegmasies dans leurs pyrétologies. Combien ce que je viens de dire ne doit-il pas être plus vrai encore chez la femme puerpérale que chez un sujet ordinaire ; chez la femme puerpérale, dont le sang est tout disposé par sa composition spéciale et éminemment altérable, à former des phlegmasies suppurées et des dépôts non inflammatoires ?

Voilà ce qui se passe dans le premier temps de la fièvre symptomatique d'une phlegmasie suppurée. Il ne suffit pas que ce foyer envoie plus tard du pus à l'économie, pour qu'une maladie générale purulente s'établisse : il faut qu'il lui ait communiqué préalablement, et continue à lui communiquer par sympathie morbide, une disposition de même nature que la sienne. Il faut donc admettre qu'une partie qui suppure, exerce sur le système vasculaire un stimulus de présence qui met ce système tout entier en rapport avec elle. C'est ce qui se passe chez les blessés ; ainsi se forme la fièvre traumatique, ainsi la fièvre de suppuration des varioles, ainsi celle des phlegmasies puerpérales.

IV

On retrouve cette loi en physiologie, comme on y doit retrouver le type de toutes celles qui président à la formation des maladies. L'homme affaibli par le besoin et qui fait un repas, ressent un influx de restauration générale avant l'absorption de principes alibiles nouveaux. En excitant le travail de l'estomac, les aliments déterminent dans toute l'économie une excitation réparatrice, véritable sympathie de nutrition qui met chaque cellule de l'organisme en rapport avec le centre de la fonction digestive. Sans l'action continue de cette stimulation spéciale, l'assimilation des produits de la digestion serait impossible. On ne nourrirait pas régulièrement un individu en injectant dans ses veines les divers principes nutritifs qui se forment dans l'estomac et le duodenum. Pour que ces matériaux réparateurs soient assimilés par le sang et les tissus, il faut que ceux-ci soient en sympathie avec le tube digestif, et que les forces de cet appareil excitent de leur influx animateur spécial et pepsique, toutes les parties pour qui il prépare ses produits.

La pénétration du pus dans le sang peut bien alimenter la disposition pyogénique préexistante qu'ont éveillée dans le système circulatoire les capillaires enflammés ; elle favorise l'infection de la masse, la production des abcès disséminés, l'entraînement ou la colliquation purulente : dans tous les cas, elle ne produit pas, elle est incapable de produire à elle seule une maladie coordonnée. Qu'elle y introduise un élément d'aggravation et qu'elle l'élève ainsi à une puissance de plus, c'est si peu la produire, que cela même la suppose existante.

Expliquer l'état morbide général incontestable qui caractérise les affections puerpérales graves, par la dissémination du pus d'une phlébite, c'est donc expliquer les causes par les effets, c'est méconnaître les lois de la formation des maladies, et les confondre avec leurs produits, leurs accidents ou leurs superfétations.

On le voit, la différence entre les localisateurs et moi, c'est qu'ils expliquent tout par juxta-position, et moi tout par intussusception.

De l'anatomie morte à l'anatomie vivante ou d'évolution, voilà la
distance qui nous sépare. Elle est infinie.

V

Ce que j'ai dit de la théorie des fièvres puerpérales purulentes
tirée de la suppuration des veines utérines, je le dis de la théorie
des fièvres puerpérales putrides tirée de l'absorption des liquides
septiques à la surface de l'utérus. Il y a, et j'en ai observé plusieurs cas, des fièvres puerpérales putrides. Ces fièvres ne ressemblent point du tout aux accidents d'infection putride que présente
souvent la clinique chirurgicale. L'état puerpéral offre même
quelquefois des cas de ce genre bien propres à manifester la différence énorme qui sépare une fièvre d'un accident putride. J'étais
demandé, il y a dix ans, rue du Cherche-Midi, 72, près de Mme A...,
accouchée à six ou sept mois depuis quelques jours, et en proie
à des accidents redoutables. Je reconnus aussitôt tous les symptômes de ce qu'on appelle l'infection putride, et soupçonnant
bien que leur cause était dans l'utérus, j'y introduisis immédiatement la main. J'en retirai, après quelques recherches, un placenta
et des membranes dans un état de fermentation putride et de féti-
dité qui m'infectèrent moi-même. J'en fus indisposé jusqu'à
éprouver des nausées et du dévoiement pendant une partie de la
journée : il était quatre heures du matin. Le soir même, la malade que j'avais trouvée dans une position alarmante, la face
décomposée, le pouls petit et précipité, du hoquet, un ventre
météorisé, etc., le soir même, la malade n'offrait plus trace de ces
accidents, et ne différait pas de toute femme au cinquième ou
sixième jour d'une couche. Après l'extraction de ce délivre pourri,
je m'étais borné à de simples injections vaginales. L'utérus qui
s'était refermé sur l'arrière-faix, donna presqu'immédiatement
après son expulsion, des lochies communes, et tout rentra dans
l'ordre.

VI

On a vu l'accident, on va voir la maladie. Il y a deux ans, on m'appelait rue de Bourgogne, n° 40, chez Mme A..., accouchée depuis quatre jours, et qui recevait les soins de M. le docteur Genouville. Quelques jours avant l'accouchement, elle éprouvait un peu d'abattement; dès le jour même, du frisson, de la fièvre, et de l'adynamie. J'épargne les détails, et je me borne à dire que je trouvai la malade dans un état typhoïde prononcé, datant de plusieurs jours. Cet état avait marché progressivement à la manière d'une pyrexie. Le ventre était ballonné, la région hypogastrique légèrement douloureuse à la pression; mais il n'y avait pas de diarrhée, et l'écoulement lochial n'était pas fétide. La fièvre modérée le matin, redoublait le soir et la nuit, avec des rêvasseries et un pouls à 100 par minute, mou, plein, ondulant, redoublé comme dans les fièvres continues graves. La stupeur du typhus était empreinte sur la face; et la langue, les dents, les lèvres recouvertes de l'enduit fuligineux, complétaient cette physionomie. On entendait dans toute la poitrine, en arrière, des râles muqueux abondants, sans toux ni dyspnée notables. Cet état progressa ainsi pendant huit jours; il en mit autant à décroître et à se résoudre complètement; la convalescence fut longue et entravée par une stomatite pultacée d'assez mauvais caractère; altération locale en rapport avec la nature putride de l'affection générale. Si on m'objectait que j'ai eu affaire à une fièvre entéro-mésentérique, je répondrais que je me suis fait cette objection tous les jours au lit de la malade, et que tout ce qui a existé chez elle comme tout ce qui n'a pas existé, ne m'a jamais laissé l'ombre d'un doute sur la nature puerpérale de cette fièvre putride.

Voilà la différence bien accusée, je l'espère, entre un accident et une maladie. Là le poison est comme étranger à l'économie, comme introduit du dehors; ici, il se forme dans l'organisme de l'organisme même ; il tend à s'y individualiser ; et cette évolution parasitique, cet organisme pathologique passagèrement développé dans l'organisme normal, c'est précisément la maladie.

VI

Mais de ce que je nie qu'on puisse former de toutes pièces une maladie générale avec un produit morbide réfléchi, comme sont forcés de le faire les médecins asservis aux méthodes de l'anatomie mécanique, s'ensuit-il que je rejette l'influence des absorptions septiques sur l'état du sang, etc. ? Non, car je n'en ai pas besoin comme mes adversaires. Je pense, en effet, que cet empoisonnement peut aggraver la maladie, la faire passer à une puissance morbide de plus, à un entraînement funeste. C'est, comme je l'ai dit, un cercle vicieux où l'effet vient multiplier indéfiniment sa cause. Mais on ne saurait trop le redire, le plan de la maladie n'est pas donné par cet accident ; le plus souvent, au contraire, cet accident le suppose.

J'admets l'influence nuisible des liquides et des gaz accumulés dans l'intestin des sujets affectés de fièvre typhoïde ; je crois que ces matières exercent une action dans le sens de la maladie ; mais je n'en fais pas sortir celle-ci, pas plus que je ne dérive la variole des infections purulentes auxquelles sont exposés les varioleux vers la fin de la deuxième semaine de leur maladie. Je dis auxquelles sont exposés les varioleux, car je ne doute pas que l'entraînement purulent qu'on observe trop souvent alors, ne soit direct et non réflexe. L'action réflexe, ou l'infection par absorption, n'est que consécutive et aggravante.

VII

Si on m'oppose que dans le typhus puerpéral, purulent ou putride, on observe précisément des accidents rapides et sidérants, qui excluent toute idée d'un plan et d'une évolution calculable de

6

périodes régulièrement croissantes et décroissantes, comme dans les fièvres exanthématiques et dans les continues régulières, je réponds que cette plus haute puissance d'une pyrexie qui ne lui donne pas le temps de dérouler l'ordre concerté de ses mouvements, et qui précipite la mort comme dans un empoisonnement énorme, se rencontre dans beaucoup de maladies aigües graves bien déterminées et irréductibles à des affections locales infectantes, telles sont la scarlatine, l'angine maligne, le choléra, les divers typhus spontanés, quelques fièvres pernicieuses, etc.... Cette objection se retourne donc contre les localisateurs. La rapidité avec laquelle foudroient certains typhus puerpéraux, ne s'arrange pas de la supposition d'une phlegmasie simple qui naît, se développe, produit des vaisseaux nouveaux, passe à la formation de la lymphe plastique, et enfin du pus, lequel absorbé, s'en va infecter une circulation saine, et altérer en quelques heures la masse d'un sang en possession de toutes ses propriétés physiologiques. Que si la phlegmasie ne traverse pas toutes ces phases, qu'elle arrive d'emblée à la dernière, cela ne peut être qu'en vertu d'une altération générale spontanée déjà traduite par la pyogénie rapide des veines utérines. Toujours, et par quelque côté que nous regardions les choses, nous voyons donc les fièvres des accouchées, quel que soit l'ordre d'apparition de leurs symptômes et la prédominance relative de leurs lésions, accuser une altération primitivement locale et primitivement générale de l'économie puerpérale, c'est-à-dire, une maladie où l'utérus représente la plus haute intensité de symptômes et de lésions dont les éléments sont partout à divers degrés ; qu'il n'en est que le centre, mais le centre irrité et délabré par le travail de l'enfantement ; et que c'est ainsi que dans l'état physiologique, il centralise en lui cette fonction essentiellement générale qu'on nomme la grossesse. Or, comment ce qui était tout à l'heure, pourrait-il ne pas être l'instant d'après ?

et que peut changer la délivrance, aux rapports généraux de l'utérus et de l'économie entière pendant la gestation !

VIII

Plusieurs m'accordent la justesse incontestable du rapport physiologique, qui ont de la peine à le retrouver dans l'ordre pathologique. Ils admettent difficilement dans la maladie ce qu'ils ont reconnu facilement dans la santé. Cette contradiction ne m'étonne pas ; elle est très pardonnable. Dans le règne de l'altération et du désordre, on ne doit pas s'attendre à l'ordre et à l'harmonie qui caractérisent les évolutions normales. L'accident tient ici une grande place ; il est souvent pris pour l'essentiel, et l'occasion pour la cause. L'inégalité dans le développement des lésions, l'irrégularité dans la manifestation des symptômes, l'absence de quelques caractères que dans l'école nosographique on croit indispensables, font tous les jours perdre le fil de bien d'autres maladies spontanées. Au milieu des anomalies, la loi échappe. Il est dans les affections puerpérales surtout, une circonstance qui, aux regards d'une École où l'on asservit l'esprit aux sens, se prête à des erreurs spécieuses et à des illusions tyranniques : c'est l'accouchement.

L'accouchement est le *stimulus* certain des accidents ; il met en mouvement les causes intimes, les véritables causes ; et quoique ce soit par des rapports qui n'ont rien de mécanique, on n'accuse que lui dans ce qu'il a d'externe et de traumatique, — à ce qu'on croit du moins, — comme s'il était un accident ! Et pourtant, ces causes intimes lui sont physiologiquement et non mécaniquement unies. Elles sont le premier terme, mais le terme caché d'une série ou d'une évolution dont il n'est que le dernier terme, le terme visible et extérieur, le terme mécanique en apparence. Les causes immédiates, on ne les voit pas de l'œil, on ne les touche pas de la main; elles dépassent les branches d'un forceps. La belle occasion pour l'imagination et les sens, et quel désavantage pour l'esprit !

Quoi qu'il en soit, en s'aidant des cas réguliers pour éclairer les cas irréguliers ; en ne confondant pas l'accessoire avec le principal, et les complications avec l'unité fondamentale du plan, je pense qu'on peut toujours retrouver celui-ci, même à travers les accidents et les superfétations de mille sortes capables d'en troubler la simplicité primitive et toujours subsistante.

M. Jules Guérin a apporté un élément nouveau dans la théorie ; c'est l'*exposition* de la plaie utérine. Je ne nie pas cette source d'accidents; je possède même quelques faits où elle me paraît avoir joué un certain rôle. Il ne faut donc pas la négliger. Mais M. Guérin est trop intelligent pour avoir assis sur cet accident la théorie des fièvres puerpérales. Pour en avoir la *formule* complète, il invoque d'autres causes : et d'abord un état puerpéral déterminé, substance générale de la maladie, si je puis ainsi dire, et son fond commun; puis des conditions endémiques ou nosocomiales; enfin, l'épidémicité. Tout cela est, en effet, plus ou moins nécessaire, mais ne donne pas, comme le pense M. Guérin, la *formule* de la fièvre puerpérale. J'y vois bien les éléments de cette maladie, mais non sa *formule* (je n'aime pas ce mot), mais non sa théorie. Cette théorie, je l'ai donnée. Les éléments de M. Guérin n'y sont pas seulement énumérés comme dans sa *formule,* ils y sont coordonnés, engendrés, vivants.

Je croyais avoir posé la notion de l'état puerpéral sain et morbide d'une manière nouvelle, et avec une précision physiologique qu'on ne trouve nulle part dans la science. On a prétendu que cette notion de l'état général de la femme en couches, et en particulier, de la constitution de son sang, etc., était une vulgarité bonne tout au plus à laisser dans le sous-entendu.

Certaines personnes ont l'esprit tellement obstrué de lieux communs, que tout y prend cette forme. Une ardente bonne foi est, chez elles, un obstacle de plus à l'intelligence de toute idée nouvelle. C'est donc aux lecteurs que je m'adresse, pour décider de quel côté — des partisans de la phlébite ou du mien — sont les banalités.

CHAPITRE II.

—

LA FIÈVRE PUERPÉRALE CONSIDÉRÉE DANS SES RAPPORTS AVEC LES AUTRES MALADIES CONGÉNÈRES.

I

Comme l'anatomisme dont il n'est qu'une extension, l'humorisme prend les effets pour les causes. — La fièvre puerpérale n'est pas une espèce fixe. — Elle ressemble à d'autres affections aiguës non spéci-fiques de la pyrétologie aujourd'hui fièvres, demain phlegmasies, telles que l'érysipèle de la face, le rhumatisme inflammatoire, la dysenterie, etc., etc. — Vices de nos nosologies. — Ils viennent de ce qu'on base les classifications sur les lésions et les symptômes. — C'est l'état puerpéral qui doit être cette base, car c'est lui qui forme l'unité de la maladie, ce qu'elle a de commun dans toutes ses formes, depuis l'éphémère puerpérale jusqu'au typhus. — Différence entre une espèce nosologique et une espèce naturelle. — Elle entraîne une diffé-rence et même une opposition de principes et de méthodes entre l'his-toire naturelle et la Médecine. — La maladie n'est ni un être ni un accident. — Le spécificisme qui la suppose un être, le physiologisme qui en fait un accident, sont les deux erreurs capitales de la Médecine.

J'ai étudié la fièvre puerpérale en elle-même; j'ai essayé d'en comprendre le procédé, me tenant également éloigné du vague des essentialistes et de la précision mécanique de leurs adversaires. Il me reste à envisager cette maladie ou plutôt ce groupe d'affec-tions communes et diverses, cette petite nosologie, dans ses rap-ports avec les autres espèces du règne médical. En quoi diffèrent entre elles les maladies puerpérales aiguës? Qu'ont-elles de com-mun et de différent; et quoi de commun et de différent présente cette pyrétologie toute à part, avec les fièvres et les phlegmasies qui composent la pyrétologie générale ? Ici se dressent devant moi les problèmes ardus de la spécificité et de la contagion ; et enfin, la question des questions, le grand problème de médecine sociale, principe et fin de cette longue discussion : quel est l'avenir de la fièvre puerpérale ? ce fléau est-il inéludable ? la civilisation moderne est-elle désarmée devant lui ? qui des deux reculera ? et s'il est au pouvoir de l'homme de l'atténuer et de le civiliser ; s'il est une des affections sur lesquelles le génie bienfaisant et réparateur du Christianisme puisse exercer le plus d'influence, quelle est la mesure d'espoir que ce résultat peut donner à l'humanité de voir s'atténuer graduellement les autres maladies ? Questions dignes de la seconde moitié du XIXᵉ siècle, que lui seul a pu poser, et à qui il suffit d'être posées une fois avec amour, pour être résolues un jour dans le sens du bien et l'intérêt du peuple.

II

Je le sens : les esprits sont rebattus de fièvre puerpérale ; de péritonite et de phlébite ; de résorption purulente et d'abcès disséminés. Il est une chose surtout qui a contribué plus encore que la monotonie des faits et des détails à produire la lassitude et l'ennui, c'est la monotonie des idées. Quoi ! depuis quarante ans, pas un progrès. Nous sommes ballottés entre la péritonite et la phlébite sans en pouvoir sortir ! Je me trompe : la fièvre puerpérale essentielle nous est revenue pour protester contre les inflammations accidentelles de la médecine physiologique et les résorptions purulentes ; mais la masse s'éloigne de ces systèmes ; elle voudrait des uns une généralisation plus organisée et plus précise ; des autres une localisation plus vivante et moins mécanique ; des uns et des autres quelque chose qui répondît aux instincts de vitalisme organique que chacun sent confusément en soi, et que la science ne représente pas encore. Qu'arrive-t-il alors? C'est que, ne trouvant pas cet idéal, on s'endort dans l'éclectisme. Au lieu de s'en tenir à un système absurde, on en combine deux ensemble; on voudrait composer la vérité médicale d'une erreur géminée, le solidisme et l'humorisme. On commence donc par admettre des phlegmasies qui ont l'air de tomber des nues. D'où elles viennent, on n'en sait rien, à moins que ce ne soit d'une PLAIE SPONTANÉE. Mais cela importe peu. Ce qu'on veut, ce n'est pas la maladie, mais les produits de cette maladie locale sans cause. Impossible de faire sans eux de la pathogénie. Une fois qu'on les tient, on n'a plus besoin de rien pour créer la maladie générale. Celle-ci se forme, à ce qu'il paraît, suivant d'autres lois que la maladie locale. Sortis spontanément de vaisseaux sains, ces produits morbides y rentrent mécaniquement et vont semer partout des phlegmasies et des suppurations semblables à celles dont ils sont nés sans cause et on ne sait comment. Il n'y a que la première inflammation qui coûte, la première suppuration qu'on n'explique pas. Pour les autres, rien n'est plus facile : elles procèdent de celle qui ne procède de rien, qui est, et qui se suffit... Et quand les symptômes d'infection générale se développent en même temps que les affections locales, quelquefois avant elles ou sans proportion avec elles, eh bien, c'est la maladie locale sans cause générale interne, qui produit ses effets avant d'exister, tant elle est intense et étendue! Voilà ce qu'on ressasse sans pitié depuis trois mois à un public qui le savait par cœur avant la discussion, et qui en a la nausée.

On conçoit qu'une pareille théorie n'ait pas besoin d'être longuement travaillée dans le cabinet, c'est-à-dire avec l'esprit. C'est de la pathologie d'amphithéâtre. On suit les causes et les rapports de l'œil et du doigt comme une opération de drainage. Emportant la maladie tous les matins chez soi dans un bocal, on l'examine à loisir, et il n'y a plus qu'à la décrire sans hypothèse. Où donc est le mystère? Du pus formé dans un vaisseau peut-il n'y pas circuler et ne pas infecter le sang? La nature est si simple! Soyons comme elle, et ne dépassons pas les faits.... — Quels faits? Ceux de votre système sans doute, qui sont en question, qui supposent des séries infinies d'autres faits antérieurs, aussi réels que les effets ultimes que vous prenez bonnement pour des causes, et qu'il s'agit précisément d'expliquer.

III

Il faut être bien simple, en effet, pour ne pas sentir que l'opinion publique est dégoûtée de ces explications du pus par le pus. Le vulgaire croit d'instinct, que c'est le pus de son cautère ou les râclures de *sa médecine* qui sont fixés sur sa poitrine et qui l'incommodent. Que serait-ce s'il savait un peu d'anatomie descriptive; s'il connaissait surtout la mécanique de la circulation? Il s'élèverait aussitôt aux principes clairs et démontrés de ses perceptions physiologiques confuses; le temps des hypothèses serait passé, sa science serait virile, et on pourrait le défier de faire jamais entrer dans son esprit un autre ordre d'idées.

L'opinion publique, dont le malaise et les vagues aspirations devancent toujours le progrès, n'est pas aussi bonne femme que cela. L'humorisme — qui est l'anatomisme du jour — ne lui suffit plus. Elle ne sait pas bien ce qu'elle veut, mais certainement elle ne veut plus qu'on prenne les produits d'une maladie, les humeurs, pour les principes mêmes de cette maladie. La suppuration d'une veine n'est pas pour elle une cause, mais un effet, un principe, mais un produit. Elle honore les convictions qui protègent la retraite de cette opinion perdue, mais elle ne leur demande plus rien. Il n'y a qu'une voix : pas une idée en trois mois, pas même un fait! Elle n'appelle pas un fait cinq cents faits usés dont on n'a pu extraire qu'une erreur fatiguée....

D'ailleurs, elle sait à merveille qu'une époque ne se refait pas, et que quand une énormité comme l'anatomisme médical a pu entrer dans l'esprit d'une génération, elle ne peut plus en sortir.

Si je garde encore un instant la plume dans cette question de la fièvre puerpérale, c'est donc, que ce sujet est pour moi une occasion bien plus qu'un but. Ce que je voudrais pouvoir semer dans ce sillon, c'est un peu de pathologie générale. Qu'on me permette de compléter quelques idées que les élèves ne trouveraient ni dans les chaires ni dans les livres.

IV

Je le déclare d'abord : Il n'y a pas une fièvre puerpérale primitive comme il y a une fièvre continue grave ou typhoïde, une fièvre varioleuse, morbilleuse, même une fièvre muqueuse et une fièvre catarrhale. La fièvre puerpérale primitive est moins une, moins identique à elle-même, elle est moins soi que ces diverses pyrexies. C'est, de toutes les fièvres, celle qui a la détermination pathologique la plus vague et la moins circonscrite. Il est difficile de dire où elle commence et où elle finit. Ce qu'il y a de positif, c'est un état morbide puerpéral aigu (on sait ce que j'entends par maladie aiguë), duquel naissent, suivant les circonstances, endémiques ou épidémiques, des phlegmasies et des fièvres dont la délimitation exacte est presque impossible. On appelle, on doit même continuer à appeler du nom de fièvres puerpérales, une série très nuancée d'affections aiguës, qui, chez la femme en couches, sont dans un mouvement continuel d'oscillation entre le type des fièvres et le type des phlegmasies.

Que de maladies aiguës *incertae sedis*, assises sur la limite des fièvres et des phlegmasies, qu'on ne sait auxquelles attribuer, parce qu'elles sont dans ce flottement perpétuel, aujourd'hui fièvres, demain phlegmasies ! L'érysipèle de la face est-il des unes ou des autres? Quand les angines règnent épidémiquement avec quelque gravité, elles réunissent les caractères des deux genres; quelquefois même, ceux des pyrexies dominent. Où placera-t-on l'érythème noueux? l'oreillon? J'ai vu des dysenteries — épidémiques surtout — qu'un bon nosologue eût été fort empéché de classer suivant les principes de l'École. Il sera publié bientôt dans l'Union Médicale par un jeune médecin distingué, M. Silvestre, mon élève interne de 1857, la relation d'une de ces épidémies observée l'automne dernier dans mon service à l'hôpital Lariboisière, et où bien des cas présentaient la physionomie d'une fièvre grave autant au moins que celle d'une phlegmasie.

V

Et le rhumatisme articulaire aigu, qu'en feront nos nosologies méthodiques *juntà Sydenhamii mentem et botanicorum ordinem?* J'en appelle aux cliniciens de quelque indépendance : qu'ils disent qui a le plus d'*essentialité* dans cette affection, de la fièvre ou des phlegmasies? Tel sujet a aujourd'hui un rhumatisme aigu qui se comporte comme une phlegmasie, et dans deux ans, une autre attaque qui se comportera comme une pyrexie; enfin, une troisième attaque, où le rhumatisme aigu devrait être banni de la clinique, si la clinique était représentée par nos nosologies. Il sera impossible, en effet, d'accorder la forme de cette troisième attaque avec ce qu'on nous débite sur les fièvres essentielles, et sur les phlegmasies essentielles aussi, sans doute, c'est-à-dire fixes dans leurs moules ou espèces comme des êtres créés, et ne les pouvant dépouiller sans dépouiller en même temps leur essence. Les inflammations séreuses disséminées du rhumatisme articulaire aigu, seraient-elles cause de la fièvre rhumatismale, de cette fièvre angéioténique si caractéristique que chacun connaît? Mais on l'observe souvent en l'ab-

sence de toute inflammation localisée.... En seraient-elles les effets ?
Mais on les observe souvent en l'absence de toute fièvre.... Quand
la nature n'offre pas spontanément de ces analyses à l'observateur,
l'art s'en charge. Un individu présente une fièvre et des phlegmasies connexes. On ne sait pas bien leurs rapports. Qui produit
les phlegmasies, est-ce la fièvre ? la fièvre, sont-ce les phlegmasies ? Un médicament va décider. Vous administrez un gramme de
sulfate de quinine ou quelques grains de digitale et de calomel, et
vous voyez la fièvre tomber, laissant les phlegmasies en place, ou
réciproquement. Ces cas ne sont pas rares ; et d'ailleurs, je le
répète, la maladie opère quelquefois ces dissociations d'elle-même :
faits précieux qui indiquent suffisamment le mode d'association
des deux ordres de phénomènes, et qu'ils ne sont pas cause les
uns des autres au sens où l'entend l'École, puisqu'ils existent
séparément. C'est un exemple de ce que j'ai appelé les fébri-phlegmasies. Il condamne les localisateurs et les généralisateurs exclusifs de la fièvre puerpérale, comme ceux du rhumatisme aigu. Quelquefois, ce rhumatisme suppure, et il ressemble alors beaucoup,
sous certains rapports, à la fièvre puerpérale. Où est, ici, le pus
pris par des vaisseaux, charrié et reproduit partout ?

VI

Mais je sors des affections aiguës communes : je prends une
de nos fièvres spécifiques, la scarlatine. Dans cette pyrexie, la
fièvre, l'éruption, quelquefois très intense, et l'angine, font simultanément explosion. Elle n'est donc pas une pyrexie, une fièvre
essentielle, car la fièvre n'a jamais existé un instant seule et
primitive ? Je demande qu'on transfère la scarlatine dans l'ordre
des phlegmasies, si c'est possible.... ou dans un ordre mixte....
Quelle pitié que nos nosologies ! et quand s'élèvera-t-on à des
principes capables de briser les chaînes où elles retiennent la

science ridiculement captive! Tant qu'on prendra *ses bases* de classification dans des symptômes et des accidents, il ne faut pas s'attendre à *des bases,* c'est-à-dire à ce point stable qui est l'unité de la maladie, car le symptôme en représente le côté nécessairement variable. La base se doit chercher dans ce qu'il y a de commun à tous les symptômes et à toutes les lésions, non, dès lors, dans un symptôme ou une lésion en particulier, pas même dans leur somme ou leur addition. Le fondement de classification des maladies puerpérales aiguës doit se prendre, par conséquent, dans cet état morbide des femmes en couches tout à la fois général et local, dont j'ai caractérisé si souvent, dans ce travail, la nature et les rapports; et non, dès lors, dans des symptômes, phénomènes variables par leur nombre et l'ordre de leur apparition.

Dans les maladies puerpérales, la fièvre, on le sait, peut précéder, suivre ou accompagner les plegmasies, comme elle le fait dans les affections aiguës où j'ai pris tout à l'heure mes exemples. Il ne faut donc pas y chercher cette unité de la maladie qui peut seule donner une base de classification. Mais, d'un autre côté, l'état puerpéral qui donne à chaque symptôme et à chaque lésion son unité ou ce qu'ils ont de commun avec leurs congénères, cet état n'est pas assez spécifique pour que l'ordre et la marche de la maladie affectent la régularité qu'on leur voit dans nos fièvres exanthématiques. Sur ce fond commun, il faut donc s'attendre à une grande variabilité dans l'ordre d'apparition, le nombre et le siége des accidents.

VII

Ainsi, mouvement continuel d'oscillation entre le type des fièvres et celui des phlegmasies, d'après des lois sur lesquelles je reviendrai, tel est le fait dominant de la pyrétologie puerpérale. Si on le perd de vue; si on exige ici des espèces limitées et invariables, comme on en compte dans la pyrétologie spécifique, on méconnaît complétement le caractère des affections puerpérales, et on perd une belle cause. Les essentialistes l'ont déjà bien assez compromise. Ils admettent, sans aucun doute, des phlegmasies puerpérales. Pour eux, sans doute, toutes les affections puerpérales aiguës ne sont pas des fièvres. Eh bien, du moment où, dans le cadre de la puerpéralité morbide, ils acceptaient des phlegmasies et des fièvres formant la variété de ce fonds commun ou de cette unité nosologique qu'on appelle l'état puerpéral, n'auraient-ils pas dû comprendre que la fièvre puerpérale n'était et ne pouvait être qu'une espèce instable dans ses formes, et revêtant le type des phlegmasies ou celui des fièvres, suivant que les influences du dehors ou les dispositions individuelles, donnaient aux manifestations générales de la maladie le pas sur ses manifestations locales, et réciproquement? La doctrine de l'essentialité n'est qu'un tour de médecine facile, une grande manière, mais plus occulte que profonde, de secouer les importunes difficultés du sujet. L'essentialité et la spécificité se valent sous ce rapport. Elles sont un retour au passé, qui ne simplifie rien, et qui n'est bon qu'à endormir les questions. Croit-on, de bonne foi, que l'esprit moderne va s'arrêter comme au moyen-âge devant ces espèces de mots sacramentels? N'est-il pas bien temps de sortir de l'ornière du nosologisme que les spécificités et les essentialités éternisent dans l'École? Quand la clinique fait, défait, refait les maladies puerpérales sous nos yeux, comme pour briser les moules inflexibles où nous les enfermons; lorsqu'elle se joue des vains artifices de nos méthodes en transformant à la barbe des scolâtres leurs pyrexies en phlegmasies; lorsqu'elle prend une fièvre éphémère, et la faisant passer par toute l'échelle des puissances morbides, elle l'élève jusqu'au typhus; lorsque, recommençant la même chose pour une phlegmasie puerpérale, elle nous la montre adhésive, suppurante, gangréneuse, sidérante, sans qu'elle cesse d'avoir la mêmè racine pathologique, comme elle nous le fait voir, d'ailleurs, tous les jours pour la fièvre typhoïde ou la dysenterie, aurons-nous donc le courage de respecter nos cadres sans vie et d'afficher encore le culte de l'observation? Observateurs, oui, nous le sommes, habiles et infatigables; mais naturalistes, le point de vue de la pathologie manque à notre observation; l'esprit de la médecine ne la dirige pas, cet esprit diamétralement opposé à celui de l'histoire naturelle.

VIII

L'histoire naturelle classe des espèces créées dans le but de les multiplier et de les perfectionner. Elle écarte les circonstances nuisibles à leur développement, réunit autour d'elles les influences propices à l'essor de toutes leurs qualités. Si elle lés croise, c'est dans ce but réparateur; en un mot, elle civilise des natures sauvages et dégradées, et les met dans les meilleures conditions pour se réhabiliter et déployer ce qu'elles peuvent encore de leurs perfections naturelles.

La médecine a un but tout opposé. Elle n'a point affaire à des espèces créées, mais à des *altérations*, espèces manquées, formées de ce qu'il y a de malsain en nous, et qui, plus qu'*accidents*, sont impuissantes à devenir *êtres*. Tel est, en effet, le caractère inouï et mystérieux de la maladie. Qu'on la considère dans l'individu; qu'on la suive dans l'espèce à travers les temps ou les lieux, c'est un mode d'existence inférieure et parasitique, qui paraît dans un mouvement continuel de l'accident vers l'être, et de l'être vers l'accident, sans se pouvoir jamais ni constituer comme être, ni s'évanouir comme accident. Aussi, quels que soient les principes particuliers sur lesquels se basent les doctrines médicales, on les peut toujours distinguer en deux grandes

classes : 1º les systèmes du physiologisme ou de l'accidentalisme,
dans lesquels la maladie, considérée comme un accident, une
modification extérieure et éventuelle de la santé, sans racine ori-
ginelle en nous, est étudiée et traitée comme telle ; 2º les systèmes
du nosologisme, qu'on peut appeler aussi de l'essentialisme ou du
spécificisme, qui impliquent que la maladie est un être, une
essence ou espèce créée, et qui l'étudient et la traitent comme les
espèces des trois règnes de la nature.

C'est de l'une de ces erreurs à l'autre, c'est du physiologisme
au nosologisme, que la médecine bascule depuis ses commence-
ments. Elle n'a jamais pris pied sur le terrain intermédiaire ; je
ne connais aucune doctrine inspirée par la pensée plus haute, et
j'ose dire par le grand fait que je ne peux qu'énoncer ici, et qui
éloigne également notre science des folles et superficielles prétentions qu'a le physiologisme de prévenir et de détruire toutes
les maladies en prévenant et détruisant leurs causes extérieures
ou leurs occasions ; et des conséquences maudites du nosologisme, dont le principe désolant semble condamner à perpétuité
l'homme à des fléaux essentiels.

IX

Ni si haut, ni si bas. Le sens commun répugnera toujours à ne
voir dans les maladies que des accidents sans racine en nous ; ou
à y voir des êtres irréductibles à leurs éléments, des espèces naturelles qu'il faut respecter et classer comme des papillons, ou em-
poisonner à coup de spécifiques comme des punaises.

Les maladies ne sont pas naturelles ; elles ne sont ni nécessaires ni essentielles à l'homme. Les espèces des nosologues ne
nous sont pas même innées. Leurs aptitudes, leurs éléments,
c'est-à-dire les propriétés morbides de l'organisme, sont seuls
inséparables de la condition actuelle de l'humanité. Mais si les

éléments morbides ou les racines originelles des maladies sont aussi inévitables que notre mortalité, les espèces formées qui en naissent ne le sont pas autant, à beaucoup près. On peut les atténuer indéfiniment, les rendre plus rares, les réduire à leur plus simple expression; et les simplifier, c'est retrancher leurs plus hautes et plus délétères puissances, c'est en supprimer tout ce qui est possible, sans qu'elles cessent d'être, sans qu'elles perdent leur nature. Simplifier une fièvre typhoïde, par exemple, c'est la réduire de sa troisième à sa première puissance, de sa puissance de synoque putride à celle de synoque imputride où elle est ordinairement si bénigne. Pour payer le tribut à ce typhus spontané ou constitutionnel, il n'est pas nécessaire de subir ses formes les plus graves. Eh bien, s'il est une maladie aiguë sur laquelle l'homme puisse exercer une action de ce genre, c'est certainement la fièvre puerpérale. Mais pour saisir les lois de cette réduction et de cette simplification, il faut qu'on sache ce que j'entends par les *diverses puissances* d'une même maladie, et que j'expose les rapports de l'*épidémicité* avec la *sporadicité*.

La santé, la maladie et leurs rapports. — Éléments sains, éléments morbides. — Lois de formation des maladies. — Les maladies franches et les maladies hectiques. — Il n'y a pas de théorie physiologique possible de la maladie. — La maladie n'étant pas naturelle, est un fait qui n'est pas susceptible d'une explication physique ou naturelle. — Pour les spécifistes, la fièvre puerpérale est une maladie immuable, et sa prophylaxie une chimère. — Pour le physiologisme, sa cause est externe; on peut la supprimer comme un accident. — Ni l'un ni l'autre. — Cette fièvre est dans un mouvement continuel de l'accident interne ou affection légère vers la maladie grave et bien formée, et réciproquement. — Mais ce mouvement n'est pas continu; il se fait par couches de plus en plus graves et délétères. — L'intelligence de ces superfétations dans les maladies aiguës, est la clef de leur prophylaxie ou de la Médecine de l'Espèce. — Exemples pris des divers degrés de concentration de la fièvre typhoïde.

I

L'histoire naturelle classe les êtres pour les développer; la Médecine classe les maladies pour les détruire. Cela suppose immédiatement entre des êtres et des maladies, entre l'histoire naturelle et la Médecine des différences, des oppositions même si naturelles et si criantes, qu'il est impossible que les principes et les méthodes de l'une de ces sciences soient appliqués à l'autre, sans des résultats ou ridicules ou abominables. Cette assimilation, c'est notre science pourtant; ces applications, elle en vit tout entière. Mais l'art est plus vrai que la science; il voit toujours mieux et plus loin; mais le bon sens, mais l'humanité plus forts que tout, redressent les principes qu'on puise à l'École; et grâce à eux, notre science n'est pas un fléau pour la société.

Tout ce qui contribue à développer les êtres naturels, tend à diminuer les maladies et à les simplifier. Tout ce qui développe les maladies, tend à abâtardir les espèces créées et à les anéantir. La maladie est donc si peu un être; on doit si peu l'étudier comme telle, qu'il ne se peut rien concevoir de plus contraire à la nature d'un être.

II

Mais pour *altérer* l'être, pour faire en lui une vie *autre* et inférieure, pour l'anéantir, il faut que la maladie vive de lui et prenne
de sa substance; et voilà justement pourquoi elle a quelque chose
de l'être sans jamais pouvoir y atteindre. En effet, c'est au moment
où la maladie s'est emparée de tous les éléments sains d'un être
et qu'elle règne sans partage, que la mort met fin et à la maladie
et à l'être; en sorte que, la mort marque le plus haut degré d'être
de la maladie; et que c'est alors que ce mode parasitique d'existence a déployé toutes ses puissances, qu'il y a le moins de substance dans l'être aux dépens duquel il s'est développé.

Cependant, d'où viennent au moins aux maladies cette conception, cette naissance, ces âges, ces produits, ces reproductions
et toutes ces apparences, toutes ces formes de l'être qu'elles affectent; et comment les empruntent-elles à la vie et aux lois des êtres
naturels et créés?

Si ce qu'il y a d'altéré et de malsain en nous, si nos éléments
morbides originels restaient toujours latents et n'évoluaient
jamais, ils n'agiraient que pour produire l'affaiblissement et la
dégénération qui amènent graduellement la vieillesse, la décrépi-
tude et la mort. Mille troubles physiologiques de la santé, indis-
positions, malaises, tous accidents qui ne prennent pas le nom de
maladie attestent pourtant, comme toutes les impuissances, comme
toutes les limites et toutes les fatigues liées à l'exercice le plus
normal des fonctions, attestent, dis-je, en chacun de nous, l'existence de toutes les propriétés morbides ou des éléments de nos maladies.

Le type de santé qui pose devant le physiologiste n'est donc
déjà qu'un ordre altéré, qu'un état dégénéré intermédiaire entre
un type primitif perdu qui tend à se retrouver, et la maladie proprement dite. Ces troubles et ces accidents, ces malaises, ces indis-

positions, dont je parle, maladies imparfaites ou avortées, compatibles avec les meilleures santés, convainquent irrécusablement celles-ci de n'être déjà, comme je le disais, qu'un état moyen, équilibre instable où les éléments sains de l'organisme l'emportent sur l'activité de ses éléments malsains, mais qui renferme, par conséquent, les germes plus ou moins obscurs de toutes les maladies.

II

Si l'altération n'était que dans l'homme ; qu'autour de lui il n'y eût pas comme en lui, altération et désordre, ces propriétés morbides pourraient rester indéterminées, et les maladies y demeurer ensevelies. Mais elles sont incessamment excitées par le jeu même de la vie au sein de toutes les causes déterminantes physiques et morales, sociales et cosmiques où l'homme agit, se développe, réagit. Or, il s'opère en nous, sous ces influences, une détermination spéciale de nos propriétés morbides élémentaires, véritable germination ou formation de germes nosologiques qu'on appelle les éléments morbides. C'est ici, que les maladies proprement dites prennent leur origine, ou que se forme le corps des maladies. Cette génération est soumise aux conditions d'évolution et aux lois embryologiques de tous les êtres organisés. L'intermittence ou l'incubation est l'une des plus importantes de ces lois. Les maladies incubent dans l'espèce pendant des siècles; dans l'individu pendant des mois et des années; elles s'y forment sourdement; leurs éléments y mûrissent, ils s'y superposent, ou plutôt, ils forment des superfétations que j'appelle les *puissances* d'une même maladie.

Lorsque ces éléments sont à terme, ils quittent la vie obscure de l'incubation ; leur activité l'emporte sur celle des éléments sains de l'organisme. Il y avait deux vies en nous, une saine et une

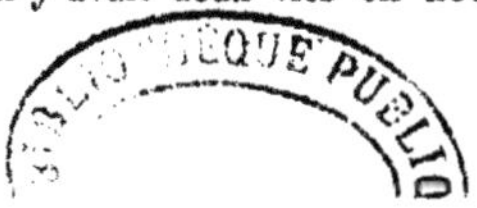

morbide. Mais celle-ci latente, trop faible, imparfaitement formée, la première dominait plus ou moins fortement : c'était la santé. Maintenant, les éléments morbides sont mûrs et formés partout : ils se sont organisés. Un nouveau mode d'existence, vie altérée, parasitique, d'un ordre inférieur, va remplacer momentanément la vie saine ; et ce nouveau mode d'existence, c'est la maladie. Ainsi caractérisée, elle se distingue d'une foule de troubles accidentels de la santé qui ne méritent pas ce nom. Que ce nouveau mode d'existence s'individualise franchement, c'est-à-dire qu'il se développe et procède avec l'ordre et la régularité d'un être ou d'une fonction ; qu'on sente au-dessous de lui le *vita sana superstes* réglant ce désordre, en éliminant la matière, lui imposant ses lois : la santé reprendra son activité naturellement dominante. Mais que la vie morbide ne s'individualise pas franchement ; que la séparation ne se fasse pas bien entre les éléments sains et les éléments malsains de l'organisme ; que ceux-ci envahissent les premiers de plus en plus ; qu'on ne sente pas au-dessous de ce désordre le *vita sana superstes* lui imposant ses lois ; qu'on ne distingue plus les deux hommes de tout à l'heure, ces deux vies que Paracelse avait bien vues dans tout être malade ; que l'être sain soit débordé, et que bientôt tout l'homme soit altéré dans ses profondeurs : alors la maladie sera hectique, l'organisme aura, comme dit Hunter dans un langage animiste, *la conscience de son incurabilité ;* et quand l'homme sera tout maladie, que le parasite aura atteint tout son développement, l'être sera anéanti.

III

Voilà comment et à quelles conditions, la maladie a quelque chose de l'être et de la vie, sans jamais pouvoir jouir d'une existence individuelle. Peut-on croire, dès lors, que les maladies soient spécifiques dans le sens absolu du mot, c'est-à-dire semblables à des espèces créées, et qu'elles se comportent comme telles? car le mot *spécifique* signifie cela, ou n'est qu'un vain mot. Qu'il le signifie, c'est la prétention avouée des spécificistes; erreur *princeps* comme celle du physiologisme.

Les spécificistes ne voient de la maladie que ce qu'elle tient de l'être. Dans le physiologisme, au contraire, on ne voit que ce qu'elle tient de l'accident. Or, ce qu'elle tient de l'accident, c'est de n'être pas naturelle, mais une dégénération du type primitif de la santé; de n'être, par conséquent, ni primitive, ni nécessaire : altération héréditaire et propre à l'espèce pourtant; accident interne, constitutionnel, naturalisé, si je peux ainsi dire, et indélébile à jamais, sinon dans ses produits nosologiques actuels, au moins dans leur principe ou leurs germes.

Le point de départ que je viens de poser me donne un avantage sans prix sur celui de toutes les pathologies; et cet avantage vaut certes d'être estimé par une époque qui recherche en tout les bases historiques et aime à fonder les sciences sur des faits généraux. Toutes les doctrines médicales commencent par une explication : je commence par un fait. Quoi de plus convenable comme principe de la science des maladies? Le mal n'est-il pas avant tout un fait? Est-il naturel, pour avoir une explication physique? Principe d'explication dans la science, on ne peut donner de lui une explication de l'ordre physique sans tourner dans un cercle vicieux, expliquant toujours le mal par le mal, l'accident par l'accident, la maladie par la maladie. Je soutiens que cette base est un grand fait, un fait d'observation s'il en fut jamais. Il ne s'agit pas de savoir s'il est approuvé par l'Institut, mais s'il est vivant dans la nature. Comme observateur, il me frappe partout, dans l'homme et hors de l'homme. S'il plane sur l'observation la plus sévère, toujours d'accord avec elle et l'éclairant toujours, aurai-je donc la fatuité de le rejeter parce qu'il est universel dans l'histoire, constant dans la tradition générale, gravé dans la conscience du genre humain?...

IV

Voulez-vous que la maladie soit un être, la fièvre puerpérale une espèce fatale et sacrée, un QUID DIVINUM enfin? Mon principe ne peut pas vous convenir. Voulez-vous qu'elle ne soit qu'un accident tout extérieur et sans racine dans les entrailles de la femme mère? Vous n'y trouverez pas non plus votre compte. Mais où est le bon sens qui ne recule devant ces deux erreurs? Mettons donc la science d'accord avec le sens commun. Contradiction amère! Le spécificisme, le nosologisme qui rejetteraient mon principe sous prétexte, peut-être, qu'il n'est pas expérimental ou ne tombe pas sous les sens, ces systèmes, au premier pas qu'ils font, se plongent dans l'occulte et affichent un scepticisme désolant. Ils ne peuvent rien ni pour la science ni pour l'humanité; tandis que le point de départ qu'ils repoussent comme entaché de mystère, devient un principe d'explication qui, en lui-même inattaquable, porte partout où il pénètre des distinctions lumineuses et des applications infiniment bienfaisantes.

V

Oui, c'est ici « le nœud » où, pour parler comme Pascal, l'origine et la nature de la maladie « prennent leurs retours et leurs plis, » et où les deux systèmes capitaux que je combats sont souverainement jugés. Ainsi, dans la question de la fièvre puerpérale, de sa nature, de ses causes, de ses circonstances aggravantes et des moyens d'en atténuer le danger, nos deux systèmes concluent faux. En écartant les causes extérieures, le physiologisme croit pouvoir extirper la fièvre puerpérale jusqu'à la racine. Elle est toute là, suivant lui. C'est un pur accident;

on peut donc la prévenir et la supprimer à volonté. Le spécificisme, au contraire, voit devant lui une espèce indestructible.
Sa cause, elle n'en a pas plus que l'or ou le fer, la pomme ou le
champignon, l'aigle ou le loup. On connaît cette première phrase
d'une première leçon d'un cours sur les maladies vénériennes :
« Le sixième jour, Dieu créa l'homme, la femme et la vérole. »
Ainsi de la fièvre puerpérale, sans doute.... Elle naît, elle vit, elle
meurt, se reproduisant par sa graine ou sa semence comme toutes
les autres espèces. Il n'y a qu'une chose à faire, c'est de prendre
des précautions pour la semer le moins possible, car c'est sa seule
manière de naître et de se perpétuer. Et, en effet, elle ne se produit pas, elle ne se forme pas, elle ne peut que se reproduire. Elle
est, voilà son étiologie.... On n'est jamais forcé d'opter entre deux
erreurs; mais s'il le fallait absolument, je choisirais le physiologisme, à cause de ses conséquences. L'humanité aurait plus à
gagner avec lui.

Et pourtant, quelle illusion ne serait-ce pas de croire qu'on
déracinera immédiatement une maladie au moyen de quelques
mesures hygiéniques ! Les premières tentatives d'assainissement
ne réalisant pas tout de suite le beau rêve philantropique dont on
s'est bercé, le découragement s'emparerait bien vite des esprits, et
on retomberait plus lourdement que jamais dans l'enfer de l'essentialité et du nosologisme absolus, n'ayant plus à offrir aux
malheureuses dévouées au typhus puerpéral, que les bienfaits de
la pharmacie, toujours si chère, comme on sait, au spécificisme.

On ne peut se préserver de ce double malheur qu'en méditant
jour et nuit sur les lois que suivent les maladies aiguës ou épidémiques dans leurs accroissements et leurs décroissements chez
l'individu et surtout dans l'espèce. Il s'agit ici, en effet, d'une
maladie aiguë ou d'une maladie des populations, bien plus que
d'une maladie individuelle. C'est même à la réduire à ce type, ou

à la sporadicité, que doivent tendre tous les efforts; c'est là, croyons-le énergiquement, qu'ils aboutiront enfin.

VI

On s'est égayé, et j'en suis fâché, aux dépens d'une opinion émise à la tribune académique par un homme dont l'autorité, la sagesse et un talent sobre et relevé, ont évidemment dominé cette longue discussion. Dans un style plein d'une élégante mesure, mais peut-être trop diplomatique, M. Dubois a eu le tact de poser des limites et des conditions à l'essentialité de la fièvre puerpérale ainsi qu'à sa contagiosité. On a vu là de l'éclectisme, c'est-à-dire de la contradiction; et de la faiblesse, c'est-à-dire, l'abandon d'un principe. Pour moi, qui ne repousse rien tant que l'éclectisme, ce n'est pas ce que j'y ai vu. Ce qu'on a appelé ironiquement la *demi-essentialité* et la *demi-contagion* de M. Dubois, me paraît tout simplement une vue pathologique juste et grande, et la marque d'un esprit médical supérieur. Il est plus facile d'être tout physiologiste ou tout spécificiste; mais certainement cela est beaucoup moins vrai, beaucoup moins en harmonie avec la nature des choses.

Encore un coup, les espèces nosologiques ne sont pas des espèces fixes comme celles qui renferment les êtres créés. Il n'est pas de maladie dont il soit plus exact de dire cela que des maladies puerpérales, les moins spécifiques, peut-être, du cadre nosologique. Dégénération d'un état physiologique transitoire, fragile, presque accidentel ou tout au moins accessoire et inutile à la vie de l'individu, il n'est pas, en effet, d'état morbide qui soit plus évidemment dans un continuel mouvement de l'accident morbide vers l'espèce nosologique, et de celle-ci vers le simple accident morbide, que ne l'est l'état puerpéral.

Mais ce mouvement ne représente pas une ligne droite, un

progrès continu dans lequel le plus haut degré de la maladie ne serait que la dilatation pure et simple du degré le plus faible. La nature ne suit pas plus ce procédé dans la formation des maladies, que dans la formation de l'échelle des êtres créés.

Une même maladie, une espèce nosologique a donc ses divers degrés de détermination morbide qui sont comme autant de degrés de l'altération spéciale qui la constitue, ou plutôt, comme autant d'ordres d'infinis pathologiques élevés les uns sur les autres, et séparés chacun par un infini. Plus elle monte dans cette échelle de ses diverses puissances, et plus cette maladie a d'être dans son genre ; ou si on veut, et pour parler malgré moi le langage de l'École, plus elle a d'*essentialité ;* plus elle emprunte de leurs caractères et de leurs lois aux espèces naturelles, plus elle naît, vit et se reproduit comme elles ; plus, par conséquent, elle est funeste et transmissible. Il s'agit de le montrer actuellement, afin d'éclairer la grande question pendante devant le public et l'Académie. Savoir comment une maladie donnée peut être atténuée par une civilisation, suppose qu'on sait comment elle s'est formée dans les conditions contraires.

Maintenant, les considérations générales par lesquelles j'ai ouvert cet article, ne paraîtront pas inutiles.

<h2 style="text-align:center">VII</h2>

Les éléments d'une même maladie sont susceptibles de plusieurs degrés de concentration et de puissance délétère.

Chacun de ces degrés n'est pas simplement une augmentation ou une diminution d'*intensité* du degré supérieur ou inférieur ; c'est un degré d'un autre ordre. Ni on ne saurait le former en supposant plus exaltée l'activité des éléments d'un ordre inférieur ; ni on ne saurait le détruire en supposant affaiblie l'activité des éléments d'un ordre supérieur. Chacun de ces ordres peut être augmenté à l'infini sans passer à l'ordre supérieur, et diminué à l'infini sans tomber dans l'ordre inférieur; de sorte qu'ils sont infinis chacun dans son ordre, et qu'entr'eux existe aussi un infini.

Prenons des exemples.

VIII

Voici une fièvre typhoïde simple dans tous ses symptômes. Leur ensemble est parfaitement coordonné, c'est-à-dire qu'ils sont tous simples, tous du même ordre. Augmentez tant qu'il vous plaira leur intensité, dilatez-en à l'infini tous les caractères, vous pourrez y ajouter infiniment sans élever cette fièvre à ce que nous appelons une forme grave, à la forme putride ou maligne ou adynamique, en un mot, à une forme véritablement *typhoïde*. Pour que ces derniers phénomènes sortissent des premiers, il faudrait que leurs éléments y préexistassent spécialement, car ils n'en sont pas une simple exagération : ils sont d'un autre ordre.

On voit, en effet, des fièvres typhoïdes simples, des synoques imputrides parcourir toutes leurs phases avec la plus grande vivacité, sans jamais devenir graves. Réciproquement, beaucoup de fièvres typhoïdes débutent par les formes les plus graves sans passer nécessairement par des formes simples ou purement inflammatoires. C'en est assez, pour conclure que lorsque les formes graves sont précédées par les formes simples, elles ne sont pas un développement et un épanouissement propres de celles-ci. Il ne faut donc pas se les figurer comme une augmentation de ce qui était en quantité dans les éléments des symptômes de la fièvre simple.

Quelquefois, assez souvent même, les symptômes de la fièvre simple sont suivis, après une première semaine, de l'évolution de symptômes graves vraiment typhoïdes qui semblent n'être que ceux de la première période continués. Eh bien, on doit croire, malgré les apparences, qu'ils appartiennent à un autre ordre d'éléments que je voudrais pouvoir donner comme emboîtés dans les premiers, si je ne craignais qu'on n'attachât à cette expression célèbre, l'idée mécanique qu'elle représentait dans le système du naturaliste philosophe Bonnet, et de la monologie de Leibnitz d'où Bonnet l'avait tirée.

Ce qu'il y a de certain, c'est que les éléments de synoque imputride de la première phase, ne sont pas ceux de la synoque putride qui caractérise la seconde ; mais qu'ils en étaient gros, et qu'on en peut autant dire des symptômes pernicieux, malins, pestilentiels qui signaleraient une troisième période dont les éléments ne seraient pas plus une exagération de ceux de la seconde phase, que ceux-ci un pur et simple accroissement d'intensité des éléments de la première. Ce sont trois ordres de symptômes représentant trois ordres d'éléments nés pourtant de la même souche, tous trois typhoïdes. Ils formeront, si l'on veut, trois degrés, ou plutôt trois *puissances* d'éléments typhoïdes susceptibles d'être emboîtés comme le peuvent des forces, et de se développer successivement, mais aussi d'exister chacun et primitivement et uniquement.

Une fièvre typhoïde peut se borner aux symptômes de la première puissance. Elle peut débuter par ceux de la deuxième puissance et y rester ; ou par ceux de la troisième puissance, ainsi qu'on le voit dans les formes sidérantes qui abattent leur homme comme la peste. Enfin, les trois ordres peuvent se dérouler avec plus ou moins de régularité, se succédant par septénaires francs et calculables, ou anticipant les uns sur les autres, se mêlant dans des proportions diverses, coexistant, par exemple, tous les trois dès le début, et se fusionnant dans un désordre funeste.

IX

Ces choses que je balbutie, ont été vues par tout le monde ;

elles n'ont encore été pensées par personne. Elles sont pourtant la pathologie même. Si je voulais revenir en ce moment sur la physiologie de la fièvre puerpérale, je montrerais facilement, et le lecteur voit sans peine, combien les explications que donne l'École des diverses périodes d'une même affection, et en particulier, de celle qui nous occupe, sont peu conformes aux procédés de la nature dans la formation des maladies aiguës. C'est tout à fait l'enfance de la pathologie moderne, que l'explication de ces secondes périodes plus ou moins graves, qu'on nous fabrique avec ce qu'on croit le produit des premières. Là où on le voit bien ; là où ces théories s'évanouissent comme des jeux de notre petite anatomie mécanique, c'est en face des épidémies.

CHAPITRE III.

—

PRINCIPES D'UNE PROPHYLAXIE DE LA FIÈVRE PUERPÉRALE.

I

Les maladies ne nous sont pas innées, mais seulement leurs éléments. — Elles se sont composées à travers les siècles, elles peuvent donc se décomposer. — Plus qu'aucun autre ordre de maladies, les fièvres puerpérales graves sont dans ce cas. — Sous de bonnes conditions hygiéniques, elles sont susceptibles d'être débarrassées de leurs formes funestes, superfétations alimentées par les circonstances ; et réduites à des formes simples et sporadiques. — Médecine sociale ou de l'Espèce, sans laquelle la Médecine individuelle est précaire, impuissante. — L'épidémicité et la contagiosité sont deux caractères des maladies aiguës ou impersonnelles à leur plus haute puissance. — Les maladies chroniques ou personnelles n'en sont pas susceptibles. — Les maladies aiguës sont dans un mouvement continuel de l'épidémicité à la sporadicité et réciproquement. — Dans ce dernier état, elles s'abâtardissent par leurs combinaisons avec les dispositions morbides chroniques ou personnelles des sujets. — C'est à cet état qu'il faut amener les fièvres puerpérales.

Il s'agit d'arriver à la prophylaxie de la fièvre puerpérale en sachant ce qu'on fait et où l'on va, sans scepticisme comme sans illusion. Voilà pourquoi j'ai voulu poser des principes et donner, dans le chapitre précédent, une base scientifique à cette Médecine libérale et sensée qui ne regarde l'espèce nosologique ni comme naturelle ni comme purement accidentelle, et qui, par conséquent, sans croire jamais à une guérison radicale de l'humanité malade, espère que les progrès incessants de l'hygiène publique atténueront indéfiniment la puissance des maladies aiguës ou épidémiques; et que les progrès de l'hygiène et de la morale privées, auront le même effet sur la puissance des maladies chroniques ou individuelles.

Pour cela, il fallait montrer que la maladie n'est ni nécessaire ni fortuite. Si certains sujets parcourent une carrière de longévité sans essuyer aucune des maladies chroniques ou personnelles de nos cadres; si certaines contrées sont exemptes de toute maladie aiguë ou épidémique; si, remontant le cours des siècles, on trouve des peuples qui ont pu traverser de longs âges de santé publique et d'eucrasie individuelle, force sera bien de conclure que les maladies ne sont pas nécessaires; qu'elles ne sont pas toutes formées en nous; que nous n'en recélons que les éléments; et que puisqu'elles ont pu se composer à travers les âges dans l'individu et dans l'espèce, elles peuvent se décomposer aussi et se réduire soit à leurs éléments, soit tout au moins à leurs puissances les plus faibles et les moins délétères.

Mais si, d'un autre côté, nous naissons organiquement faibles et viciés; s'il est incontestable qu'il existe en nous des éléments de maladie; incontestable que nous soyons actuellement chargés de la somme des germes morbifiques fécondés dans le temps par toutes les influences malsaines du dehors; incontestable, enfin, qu'un travail incessant d'incubation sous les mêmes influences, ait ajouté à ces affections primitives et simples des superfétations plus ou moins nombreuses, des jets ou des poussées de la même espèce de plus en plus vigoureusement funestes, force sera bien aussi de conclure que les maladies ne sont pas fortuites et superficielles comme si elles n'avaient que des causes extérieures et aucune racine en nous; et que s'il est possible de les atténuer, c'est à la faveur d'une dégénération interne de nos éléments morbides — s'il est permis de s'exprimer de la sorte en parlant du mal, — et couche par couche, siècle par siècle, révolution par révolution, que cette délivrance nosologique s'accomplira indéfiniment.

II

Mais on le voit : cela suppose que les maladies sont formées d'éléments morbides en voie incessante de conception, d'évolution, de dégénération, de croisement et de transformation; et que les espèces nosologiques qui en naissent sont elles-mêmes dans un mouvement continu de composition et de décomposition, d'abâtardissement et de régénération où elles s'affaibliraient indéfiniment, si une forte hygiène publique et privée, morale et physique, faisait dominer de plus en plus dans les individus et les populations, les éléments sains de l'organisme sur ses éléments malsains. On a une preuve clinique de la réalité de ce travail incessant dans l'existence des maladies bâtardes et innommées. Il est, en effet, tout un ordre illimité d'affections, désespoir de la pratique, honte des nosologies, témoins vivants de ma doctrine. Ce sont ces états intermédiaires entre la maladie et la santé, ces affections ébauchées, ces espèces vagues ou informes, débris, avortons, anomalies, métis pathologiques, etc..., monstruosités du règne nosologique qui éclairent la nature et la formation des maladies franches, comme en anatomie, l'étude des monstres dévoile les lois de l'organisation normale.

Eh bien, la clinique puerpérale est pleine aussi de ces affec-tions indéterminées, sans droits dans nos classifications arbitraires où ne trouvent place que les belles maladies à qui rien ne manque pour faire le sujet d'un diagnostic exact. C'est pourtant par l'intelligence de ces maladies tronquées, de ces anomalies et de ces déviations, qu'on peut concevoir la théorie des maladies complètes et bien formées, comprendre les rapports ou les lois de groupement de leurs diverses parties. C'est un point que je ne dois que signaler. Dans un mémoire intéressant, publié en 1841 dans le *Journal des connaissances médico-chirurgicales*, mon cher col-

8

lègue M. Tardieu, a rassemblé un bon nombre d'affections puerpérales très diverses de siége et de forme, dans le dessein de montrer sous quelle infinie variété d'aspects cette maladie pouvait se
manifester, et j'ajoute en combien d'accidents elle est décompo-
sable. On peut dire que ceux de ces accidents qui se développent
dans le premier septénaire de la couche, comme ceux aussi qui,
retardataires, n'apparaissent qu'après cette époque, c'est-à-dire dans
le laps de temps qui s'écoule jusqu'au retour de la première mens-
truation et qu'on désigne sous le nom de maladies post-puerpérales, ne sont, si je peux ainsi dire, que des débris de fièvre
puerpérale, qui déposent de la facilité avec laquelle cet état morbide peut se résoudre en une foule de petites maladies dont la
gravité décroît avec le temps qui les sépare de l'accouchement, et
en raison surtout de leur sporadicité.

III

C'est sur ces faits systématiquement exclus de la discussion;
c'est sur la série des divers degrés de détermination de la fièvre
puerpérale que j'ai esquissée dans mon premier chapitre, qu'il
faut avoir les yeux toujours fixés comme sur l'échelle métrique
de la prophylaxie. Si la pathologie ne s'en est pas inspirée, que
l'hygiène publique en fasse au moins son profit.

Le problème prophylactique peut donc s'écrire ainsi : Décomposer la fièvre puerpérale et la ramener à ses formes les plus simples. Ce n'est pas à la Matière médicale, cette partie précaire et
humiliante de l'art, qu'il faut demander ce résultat.

IV

On se rappelle ce que j'ai dit des superfétations d'éléments morbides dont les maladies aiguës graves, les fièvres, paraissent formées. J'ai pris un exemple dans notre fièvre typhoïde, parce que

c'est une maladie dont les périodes, lorsqu'elle est régulière, s'enchaînent, germent et montent de manière à mettre dans tout son jour le procédé de la nature. Si la fièvre puerpérale ne le fait pas aussi bien voir dans une de ses formes prise isolément, en revanche, il éclate dans la série de ses formes comparées. Or, on doit les considérer comme les diverses puissances d'une même maladie, et supposer par la pensée, une fièvre puerpérale unique qui en serait formée, ou dont elles représenteraient les périodes successives. Cette supposition n'est d'ailleurs pas gratuite. On peut voir, on voit se dérouler dans la même fièvre puerpérale et chez le même sujet, les symptômes inflammatoires, purulents, typhoïdes et pernicieux de cette fièvre; on peut voir, on voit plus souvent encore la scène s'ouvrir par les symptômes inflammatoires et s'y borner; par les les symptômes généraux d'une infection purulente primitive, qui s'y termine; par ceux de l'état putride qui peut former aussi l'unique caractère de la maladie; enfin, par la fièvre nerveuse et sidérante qui, lorsqu'elle se déclare d'emblée, n'admet pas d'autre forme. La distinction de diverses puissances, de plusieurs couches ou superfétations d'éléments morbides susceptibles de s'ajouter dans cette maladie, et par conséquent aussi d'en être soustraites de manière à ce que sa décomposition et sa simplification puissent s'opérer comme son aggravation et selon les mêmes lois, mais en sens inverse, ce grand fait n'est donc pas douteux; et il est, je le répète, la base de la prophylaxie, son principe et sa fin. Cela est même plus évident pour la fièvre puerpérale que pour la fièvre typhoïde. L'une est certainement plus facile à décomposer que l'autre, parce qu'elle a moins d'unité et de spécificité, et que moins une maladie est spécifique, moins l'évolution de ses diverses périodes est nécessaire. Elle peut être ou n'être pas; elle n'a pas toujours été; elle a été plus intense qu'elle n'est; elle peut donc ou cesser ou s'atténuer indéfiniment.

Cette théorie permet de comprendre les diverses puissances de détermination et de gravité des fièvres chez les divers sujets et sous diverses constitutions médicales. Pour la fièvre puerpérale, en particulier, elle fait voir en même temps, combien sont subtiles et scolastiquement vaines les barrières infranchissables qu'on veut poser entre les phlegmasies et les pyrexies. Mais surtout, elle éclaire l'histoire des fièvres dans les âges, et dévoile, comme on le verra mieux tout à l'heure, les rapports de l'épidémicité, de la contagiosité et de la sporadicité de ces maladies populaires si semblables et si différentes d'elles-même tout à la fois. Par elle, on voit comment sous des influences cosmiques et sociales données, et par des incubations délétères plus ou moins profondes, la même maladie est susceptible de plusieurs degrés de détermination et de puissance pathologiques que les civilisations tiennent en quelque sorte dans leur main, et peuvent lâcher ou suspendre sur la tête des sociétés.

V

Si une fièvre palustre pernicieuse, une fièvre dothiénentérique grave, un typhus puerpéral, etc., considérés dans l'individu ou dans l'espèce, ne sont pas formés de plusieurs ordres d'éléments morbides successivement conçus et engendrés, représentant chacun une plus haute puissance de leur espèce; et si chacun de ces degrés ne forme pas un tout complet; s'il n'est qu'une simple exagération de l'ordre inférieur, il s'en suit que ces maladies ont toujours été et seront toujours ce que nous les voyons dans leur état le plus grave; qu'elles sont comme chacun des ordres d'éléments dont je les crois formées, complètes dans leur espèce, ne pouvant ni augmenter ni diminuer. L'humanité en a donc toujours joui ; elle peut, elle doit espérer les posséder toujours.... Il ne reste qu'à les décrire avec une fidélité Linnéenne et à les classer religieusement,

afin que nul n'ose y toucher. C'est ce que font les nosologistes
systématiques. Ils dressent autant de genres et d'espèces séparés
comme en histoire naturelle, qu'il y a de variétés de formes ou de
puissances d'une même maladie. Leur pyrétologie est d'une
richesse effrayante. C'est à qui y ajoutera un nom. L'astronome
qui a découvert une étoile, n'est pas plus fier que le nosologue
qui vient de dédoubler une maladie pour en faire deux. C'est un
luxe et une magnificence qu'on semble étaler avec le même bon-
heur que s'ils racontaient les gloires de la création.

Heureusement, une maladie aiguë, une fièvre peut exister à
tous les degrés en restant elle-même. Et chacun de ces degrés,
puissances ou superfétations, peut apparaître isolément, se déta-
chant de ceux qui le précèdent ou le suivent ordinairement dans
un cas complet de son espèce, et constituer à lui seul toute la
maladie. L'ensemble de ses puissances n'est donc pas nécessaire
ni contenu *hic et nunc* dans le premier ou le plus simple ; et le
dernier ou le plus grave en suppose de moins graves auxquels on
peut retourner, sans jamais, toutefois, en extirper la racine, ni
jamais pouvoir, comme fait le physiologisme, rejeter la maladie
dans les purs accidents.

VI

Toute maladie aiguë, toute fièvre graduée, et, par exemple,
toute fièvre typhoïde, puerpérale, etc., à plusieurs périodes ou
puissances de gravité, est un total de fièvres puerpérales ou
typhoïdes. On doit la considérer comme formée d'autant de
fièvres puerpérales qu'elle présente de périodes ou de couches
d'éléments morbides. Ceux-ci sont des superfétations de fièvres
puerpérales conçues les unes sur les autres, et caractérisées chacune
par une puissance morbide plus grande. Quoique sorties d'une
racine commune ; quoique liées ensemble dans un cas donné,

comme les périodes d'une même vie, elles sont susceptibles d'exister isolément et de constituer à elles seules toute la maladie. Ramassées chez l'individu dans un seul drame nosologique de une, deux ou trois semaines, elles représentent des semaines de siècles pour l'espèce. Engendrées successivement sous l'influence de conditions hygiéniques de plus en plus funestes, elles sont susceptibles de dégénérer, elles dégénèreront sous l'influence de conditions inverses... qui oserait en douter? Mais chez nous, ce n'est pas comme en histoire naturelle : dégénérer, c'est le progrès, c'est l'idéal.

Ainsi seront réduites à leur type le plus simple et le plus bénin les espèces pyrétologiques. Mais elles ne cesseront pas d'être elles-mêmes ; elles conserveront pour fonds les éléments morbides dont elles sont sorties une première fois. Dans les exemples choisis, la synoque imputride et la fébri-phlegmasie puerpérale simple à inflammations circonscrites et adhésives, espèce de rhumatisme puerpéral aigu, doivent être l'idéal de la prophylaxie dans l'espèce, comme ils le sont de la thérapeutique dans l'individu.

Cette grande expérience est en voie de s'accomplir actuellement sous nos yeux pour les fièvres palustres. La peste, la fièvre jaune, le choléra, la FIÈVRE PUERPÉRALE, la suette, tous les typhus échapperont-ils à cette loi? Dans cent ans, la liberté et la civilisation auront répondu.

VII

Je ne veux pas demander pardon au lecteur des développements dans lesquels je l'ai entraîné. Ils ne furent jamais plus nécessaires. La dernière vue que je viens d'exposer n'a pas son égale en intérêt dans la pyrétologie, c'est-à-dire dans l'étude des maladies aiguës ou épidémiques. La Médecine individuelle s'est toujours inspirée instinctivement de cette pensée ; les praticiens éminents de tous les siècles l'ont sentie ; mais ce qui la grandit, c'est qu'elle est le fondement de la Médecine de l'Espèce ou de la Médecine sociale. Elle donne une existence, une réalité scientifique à ce nouveau domaine de la Médecine, et l'inaugure. Or, sans le complément de la Médecine de l'Espèce, la Médecine de l'individu se traînera éternellement dans le Galénisme ; elle sera toujours digne d'être célébrée par Molière. Quelque richesse qu'il acquière, son domaine est mesquin, il est condamné au charlatanisme. Percé à jour dans notre société, il ne peut échapper à la misère et à la déconsidération qu'en s'élevant à la Médecine sociale, en se fondant en elle et en s'y subordonnant.

VIII

Que les maladies aiguës se composent et se décomposent, se renforcent ou s'affaiblissent, se croisent et s'altèrent à travers les temps et les lieux, c'est ce que l'histoire de chaque espèce nosologique ne permet pas de contester.

Qui le prouve mieux que les étonnantes différences de gravité que présente la fièvre puerpérale, selon qu'elle est sporadique ou épidémique, développée dans telle ou telle condition, tantôt simple et bénigne, tantôt composée et funeste, ici transmissible, là ne se communiquant pas ? Une maladie aiguë peut donc tout à la fois être et n'être pas contagieuse, etc. ?

C'est à quoi il faut nécessairement répondre avant de conclure sur la question de prophylaxie. Je vais donc essayer quelques mots sur ces difficultés et montrer les rapports de l'épidémicité et de la contagiosité avec les divers degrés de concentration et de puissance morbide d'une même maladie.

IX

Je pourrais prendre l'une après l'autre toutes nos maladies

aiguës, les montrer, dans l'espèce comme dans l'individu, assujetties à la même loi, et prouver qu'elles ont parcouru et parcourent toutes une échelle de gravité formée d'un certain nombre de poussées d'éléments morbides représentant autant de superfétations de la même espèce de plus en plus puissantes et délétères, et dont les rapports et l'unité sont méconnus comme l'étaient autrefois ceux des fièvres innombrables que l'observation moderne a renfermées dans les palustres et la typhoïde. La confusion où se débat aujourd'hui l'histoire des angines, n'a pas d'autre cause que l'ignorance des lois de pathogénie que je signale. La dysenterie nous en fournirait aussi un bel exemple. Sporadique ou épidémique, elle semble différer profondément d'elle-même. Entre un ténesme éphémère et sans fièvre, et la dysenterie gangréneuse et putride qui terrasse en quelques jours les plus vigoureuses organisations, il y a un intervalle que rien ne paraît pouvoir combler, car il est formé quelquefois par le développement de propriétés nouvelles d'un ordre si éminemment morbide, qu'on ne les croit pas susceptibles de pousser sur un même tronc. Ainsi, il se peut qu'en vertu d'une plus grande concentration de ses éléments primitifs, et en concevant un ordre de propriétés plus actives, la dysenterie devienne contagieuse. Et si les causes de cette génération plus concentrée et plus pernicieuse d'éléments dysentériques ont été communes à toute une population, la maladie pourra être tout à la fois contagieuse et épidémique. On oppose toujours l'une à l'autre ces deux propriétés pathologiques comme si elles s'excluaient, lorsqu'au contraire, rien n'est plus naturel que leur coexistence et leur solidarité.

'C'est qu'en effet, plus les éléments d'une maladie aiguë ont acquis de puissance délétère et représentent de force morbide, plus cette maladie est susceptible de se transmettre, plus elle contracte de contagiosité. De sorte que, en se concentrant et en prenant leur plus haute puissance, les éléments des maladies aiguës tendent de plus en plus à engendrer leurs semblables dans d'autres organismes.

Or, ce fait n'est jamais plus marqué que lorsque la maladie est en même temps épidémique, ou qu'elle passe de la sporadicité à l'épidémicité. Mais si ces deux faits sont presque toujours simultanés, il faut bien qu'il y ait entre eux plus qu'une coïncidence, et que leurs raisons d'être aient quelque chose de commun.

X

Atteindre à sa plus haute puissance, c'est, pour une maladie, prendre le plus d'être possible. La contagion est le signe le plus certain de cette propriété; et l'épidémicité, on va le comprendre, en est une conséquence presque nécessaire.

Une maladie purement aiguë, bien formée et à sa plus haute puissance, est naturellement épidémique. Aussi, toute maladie épidémique est-elle nécessairement aiguë. C'est vrai à ce point, que je proposerais volontiers de définir par là ce grand ordre de maladies et de dire : toute maladie non héréditaire, épidémique ou SUSCEPTIBLE DE L'ÉTRE, est une maladie aiguë.

La maladie chronique serait définie par les caractères opposés : Elle est essentiellement héréditaire et n'est jamais épidémique. Voilà pourquoi il est vrai de dire que les maladies chroniques sont les maladies des individus, et les maladies aiguës les maladies des populations.

Or, plus les maladies aiguës sont fortement elles-mêmes, et ont acquis de puissance morbide, et plus elles ont de tendance à se comporter comme des espèces. C'est alors qu'elles sont le plus transmissibles, le plus capables de se reproduire par voie de génération — quel qu'en soit le mode, infection, contagion, inoculation — ce qui est la marque de l'espèce.

En même temps, que voit-on ? Un fait trop grand pour passer

par l'étroite porte de nos nosologies : que la vie générale des maladies aiguës, n'est qu'un mouvement, un va et vient continu de la sporadicité à l'épidémicité, et de celle-ci à l'état sporadique. Ces deux caractères si souvent simultanés des maladies aiguës, d'être solidairement contagieuses et épidémiques, et dans un passage continuel de la contagiosité à l'incontagiosité, et de l'épidémicité à la sporadicité, viennent de ce que ces maladies dépendent le moins possible de la nature particulière et personnelle de chaque individu. Et en effet, les maladies aiguës sont impersonnelles ; elles ne sortent pas du fond de notre constitution ; elles ne sont ni organiques ni susceptibles de le devenir. Il faut donc que leurs éléments se forment dans les parties les plus extérieures et les plus accessoires de notre organisme, celles qui font encore le moins partie de nous-mêmes, celles que nous ne tenons pas de notre fonds personnel et héréditaire, celles, par conséquent, que nous avons communes avec tous les individus qui vivent dans les même conditions que nous. Qu'en résulte-t-il ? Que quand ces maladies sont bien formées, bien mûres, elles éclatent nécessairement sur un grand nombre de sujets, avec un singulier caractère d'uniformité qui égalise devant elles tous les âges, toutes les personnalités morbides, tous les tempéraments. Tel est le caractère essentiel de la maladie aiguë pure et fortement elle-même.

XI

Lorsque ce mouvement, qui accuse le plus haut degré d'activité et de vie d'une maladie aiguë est épuisé, il permet aux cas isolés qui apparaissent encore, de laisser se mêler aux traits propres de l'espèce morbide, les traits pathologiques propres de l'individu. Moins elle-même, la maladie, en même temps que moins épidémique, est aussitôt moins contagieuse. Dépouillée de cette propriété, qui lui donnait quelque apparence d'une espèce naturelle, on voit aussi l'homme en être alors affecté bien plus comme individu que comme espèce ou population. Telle est la phase sporadique des maladies aiguës. La contagiosité et l'épidémicité s'affaiblissent donc simultanément. Ce sont deux propriétés distinctes, quoique étroitement réunies par les mêmes conditions générales.

Mais, alors même que la sporadicité domine, ce n'est, pour la maladie aiguë qui en est à cette phase de sa vie dans l'espèce, qu'un temps de relai. Elle est toujours susceptible de repasser à l'état d'épidémicité, foyer vital où, selon Haller, se retrempent les maladies aiguës : EPIDEMIAS MORBORUM NEMPÈ VITAS. Là, elles se déterminent de nouveau plus puissamment, et, redevenant espèces morbides, renaissent à une contagiosité plus énergique.

Ce sont ces retours et ces revivifications qu'il s'agit d'empêcher dans les fièvres puerpérales ; c'est cet état de sporadicité où s'abâtardissent les maladies aiguës par la prédominance des qualités pathologiques individuelles, qu'il s'agit de faire régner et de maintenir dans celle qui nous occupe spécialement.

On verra dans un dernier article, combien étaient indispensables à la solution philosophique de ce grand problème de Médecine sociale, les principes de pathologie générale que je viens d'établir aussi substantiellement que possible.

a fièvre puerpérale n'est pas spécifique. — Elle a les plus grandes analogies avec les maladies aiguës communes dont elle parcourt toute l'échelle de gravité. — L'état puerpéral renferme une nosologie aiguë et chronique complète. — C'est la base de sa prophylaxie. — Cela distingue cet état de la fièvre grave des opérés avec laquelle on ne peut comparer qu'une de ses formes, la purulente, qui en diffère d'ailleurs sous beaucoup de rapports. — Qu'est-ce que les anciens entendaient par les laits répandus? — Tous les malentendus de la discussion académique viennent de ce qu'on ne s'est occupé que du typhus puerpéral, sans le comparer aux autres affections des femmes en couches.

I

La fièvre puerpérale est inconnue en province, surtout dans les campagnes, a-t-on dit ; elle n'existe qu'à Paris et dans les grands centres de population. C'est l'encombrement, ce sont les Maternités qui la font de toutes pièces. Supprimez ces conditions, c'est une maladie rayée des nosologies.

Une seule et même maladie avec la fièvre purulente des opérés, la fièvre puerpérale est un produit nosocomial. Observe-t-on la première dans les petites localités? Non, et pas davantage la seconde.

Conçoit-on que ce langage ait été tenu par un spécificiste absolu? Eh! où donc est la spécificité, si on peut faire et défaire ainsi les maladies? et comment voir dans la fièvre puerpérale une maladie spécifique, si elle n'existe pas à part et comme espèce nosologique, si elle ne diffère en rien de la fièvre purulente des opérés? Veut-on dire que lorsqu'elle acquiert ce degré de malignité qui, à un moment donné, la rend funeste à presque toutes les femmes qui ont le malheur d'être recueillies par l'Assistance publique, elle représente un principe de pestilence semblable aux poisons morbides qui caractérisent les fièvres et les phlegmasies spécifiques? Mais cela ne suffirait pas encore pour en faire une fièvre de ce genre, car ce qui distingue une maladie spécifique, c'est d'être telle à tous ses degrés, au plus faible comme au plus puissant. La variole n'a pas besoin d'être confluente, il n'est pas nécessaire que la scarlatine soit maligne pour mériter le nom de spécifiques. Elles le sont, et contagieuses aussi, par elles-mêmes et indépendamment de leur degré ou de leur gravité. Or, considérée en soi et indépendamment de toute malignité de circonstance, la fièvre puerpérale est aussi loin que possible d'une pareille nature. Semblable aux maladies aiguës les plus communes, rien, dans ses formes simples et saines, ne la distingue des affections inflammatoires franches, si ce n'est un cachet de généralité et de mobilité, une certaine apparence rhumatique par laquelle se traduit l'existence d'une fermentation morbide générale, centralisée pourtant vers les organes du bassin. Rhumatoïde, inflammatoire, purulente, putride, nerveuse sidérante, elle peut s'élever, comme je l'ai déjà dit tant de fois, à ces puissances de toutes les maladies aiguës communes, et contracter par là la contagiosité et l'épidémicité ; mais ces propriétés, elle les partage — au plus haut degré, il est vrai, — avec toutes les maladies aiguës simples. Toutes, en effet, commencent par un état rhumatique ou inflammatoire superficiel, mobile, catarrhal ; c'est leur première puissance ; la fièvre inflammatoire adhésive est leur seconde ; l'inflammatoire purulente et la purulente d'emblée leur troisième ; enfin la putride et la nerveuse sidérante forment leur dernière et plus haute expression.

C'est l'échelle des maladies aiguës communes, presque toutes phlegmasies ou fébri-phlegmasies, se rapprochant du caractère des fièvres graves au fur et à mesure qu'elles contractent une nouvelle puissance, et que touchant aux plus décidément morbides, ou, ce qui est la même chose, aux plus délétères, elles revêtent la propriété épidémique et la contagiosité. Si l'état morbide puerpéral prend plus facilement qu'aucune autre disposition morbide aiguë le type des pyrexies ; s'il présente, sous le même fonds et la même dénomination, suivant les circonstances, et quelquefois dans la même épidémie, le caractère et les formes des phlegmasies, des pyro-phlegmasies et des fièvres, c'est que l'affection générale de l'économie y est bien plus déterminée et bien plus mûre que dans les dispositions inflammatoires ordinaires et communes ; c'est, en particulier, que l'état du sang et de l'appareil circulatoire, siége du mouvement fébrile, c'est que toute la constitution de la femme sont bien plus énergiquement, bien plus spécialement prédisposées aux désordres inflammatoires multiples, disséminés, à la fièvre et à tous les accidents des fièvres que dans aucune autre maladie aiguë. Dans l'imminence morbide puerpérale, il y a tout ce qu'il faut pour produire simultanément la fièvre et l'inflammation, puis l'ordre spécial des phlegmasies et l'ordre spécial des fièvres. Il n'y a donc rien d'étonnant si cette même disposition générale est féconde en toutes les formes des maladies aiguës, phlegmasies, fébri-phlegmasies et fièvres. Ce qui devrait surprendre, c'est qu'il en fût autrement. Mais les maladies spécifiques aiguës n'ont pas de ces transformations. Ce qui les distingue, c'est la régularité et l'immutabilité du type, autant toutefois que le comportent les choses de la pathologie.

II

On n'a voulu voir dans la fièvre puerpérale que la purulence ; et c'est pourquoi le nom de fièvre pyogénique a été proposé pour remplacer celui de puerpérale. Voilà un des inconvénients de fonder la nosologie sur les symptômes ou sur les lésions particulières suivant la méthode des naturalistes. A ce compte, la confusion de la fièvre puerpérale avec la fièvre purulente des blessés était inévitable. Embrassez toute la nosologie puerpérale, et cette confusion n'est plus possible. J'ai parlé, dans l'article précédent, d'affections post-puérales, les plus communes peut-être de cette nosologie. Eh bien, y a-t-il une nosologie des opérés ? Connaît-on des affections post-traumatiques ? Un homme qui a la fièvre purulente des opérés dans un hôpital est un homme perdu. La mort est la règle ; la guérison l'exception, pour ne pas dire l'inconnu... En est-il donc ainsi de la fièvre puerpérale ? A Dieu ne plaise ! Chez la femme en couches, l'explosion de la maladie se fait peu de temps, deux ou trois jours et souvent moins, après l'accouchement. C'est que les éléments, la matière morbide sont disposés bien auparavant, comme dans toutes les affections spontanément formées en nous. Que de femmes qui, dans les deux derniers mois de la gestation, souffrent de congestions diverses, de pléthore, de fièvre, d'anasarque, d'une albuminurie, présage d'accidents convulsifs redoutables, etc.

Comparera-t-on la femme qui accouche dans cet état, et d'ailleurs, toute femme grosse prise de fièvre puerpérale quarante-huit heures après la délivrance, — et qui pouvait être prise de toute autre affection puerpérale, — la comparera-t-on à un homme bien portant qui se fracasse un membre, qu'on ampute, et qui, quinze jours après, succombe à une infection purulente ? Qui ne voit que, dans le premier cas, tout le plan de la maladie était organisé avant le travail qui en a déterminé la manifestation et les symptômes ; que, d'ailleurs, des affections diverses par la forme et le siége pouvaient en sortir suivant les influences externes et les prédispositions individuelles, etc. ; tandis que, dans le second cas, dans celui de l'opéré, rien ne préexistait à l'accident et à la plaie avec lesquels l'esprit de système a confondu l'accouchement et la surface placentaire de l'utérus après la délivrance ? Triste destinée de l'erreur de rouler toujours d'un excès dans l'autre. On fait de la maladie un être spécifique, comme une espèce naturelle ; et puis, cette situation n'étant pas longtemps possible, il n'y a pas de milieu, on est bientôt forcé de faire de cette espèce un simple accident, un empoisonnement fabriqué de toutes pièces.

Pourquoi aussi s'est-on systématiquement renfermé dans le typhus puerpéral? Qu'on y ait tout rapporté, je le comprends; mais c'est que précisément on n'y a rien rapporté du tout, et qu'on ne l'a rapporté à rien. On l'a considéré à la manière d'une chose absolue, et sans rapports, comme s'il était indépendant du fonds commun à toute la nosologie puerpérale, et qu'il fût seul de cette famille. On s'est ainsi exposé à le confondre avec la fièvre des opérés; car, à ne voir que ce terme de la série, l'analogie s'impose d'elle-même. Ceux qui ont commis cette erreur ne sont donc pas les seuls coupables. Les essentialistes qui ont isolé carrément leur typhus de toutes les autres affections puerpérales aiguës, comme si semblable en cela au typhus des opérés, il était la seule suite de couches redoutable et qu'il fût une maladie spécifique radicalement distincte de ses congénères, les essentialistes ont singulièrement prêté à la confusion. De leur côté, les anatomistes, qui tout les premiers ont assimilé et ont dû assimiler l'utérus délivré à une plaie compliquée de phlébite, et la fièvre puerpérale — par eux conséquemment niée — à la métastase du pus formé d'abord dans un point de l'appareil circulatoire, les anatomistes, en rétrécissant le terrain encore plus, ont consommé la confusion. Elle sortait donc des deux camps ennemis : directement du camp des localisateurs, indirectement de celui des essentialistes; elle était inévitable. Il faut la détruire par l'idée contraire à celle qui lui a donné naissance.

III

Mon lecteur n'en doute plus : Il y a une nosologie puerpérale, c'est-à-dire toute une série d'affections à formes et à siéges divers, dont le typhus puerpéral occupe le sommet de gravité, et qui toutes procèdent d'un même fonds. C'est comme il y a une nosologie vénérienne, une nosologie scrofuleuse , goutteuse , etc., où l'on retrouve les formes communes à toutes les maladies. Nier les fièvres puerpérales au nom des phlegmasies, n'est pas moins faux que de nier les phlegmasies puerpérales au nom des fièvres.

La fièvre des opérés est une maladie accidentelle ou chirurgicale, la complication d'une plaie ou d'un accident. Elle ne peut donc pas être assimilée à un état morbide qui naît spontanément de l'altération des propriétés particulières de l'organisme puerpéral, et qui, analogue en cela à toutes les affections générales lentement et intimement formées en nous, a pour caractère de se pouvoir manifester, comme les diathèses, par des expressions nosologiques multiples, variables de siége et de forme, quoique unes et identiques par le fonds, phlegmasies, fièvres, douleurs, névroses, cachexies, etc... C'est qu'en effet, la clinique puerpérale ne déroule pas seulement une série de maladies aiguës ; elle a aussi ses maladies chroniques : les praticiens n'en doutent pas. Je ne veux pas y pénétrer ; mais j'en prends acte pour protester contre la suppression de la fièvre puerpérale prononcée au nom de ses analogies avec la fièvre purulente des opérés. L'analogie extérieure des deux fièvres a fait conclure à l'identité de leur cause interne ou de leur nature. Une chose devait on détourner, c'est la nosologie aiguë des *suites de couches,* dont la fièvre pyogénique n'est qu'un des tableaux ; c'est surtout que cette nosologie a, comme je l'ai dit, ses maladies chroniques, fait inouï dans les *suites d'opérations.* Vit-on jamais des affections chroniques comme produits de ce qu'on a appelé la diathèse purulente des blessés et des opérés ? Et pourtant, si cette infection partait d'une diathèse, elle aurait, à n'en pas douter, ses affections chroniques, car c'est le propre de la diathèse d'en être le principe.

IV

L'idée des *laits répandus* a disparu de la science moderne ; mais les faits où cette idée avait pris naissance n'ont pas disparu de la nature. Pour les anciens, — et les anciens, nous y touchons, ce sont nos pères immédiats, — pour les anciens, ces flots de sérosité purulente où nagent des fragments caséiformes, et qui remplissent le péritoine souvent si peu enflammé des femmes mortes en couches, ce liquide, d'aspect laiteux, en avait plus que l'aspect. C'était comme une déviation de la sécrétion laiteuse. Croyaient-ils voir là du lait en sa propre nature ? Cela est peu probable. Ils connaissaient parfaitement le pus, et ne pouvaient pas méconnaître la ressemblance du liquide lactescent de la péritonite puerpérale avec le pus en général. Sans doute, ils entendaient par là, que si le produit des phlegmasies puerpérales n'est pas du véritable lait, les matériaux de cette sécrétion naturelle n'y sont pas étrangers et y jouent un rôle.

C'était une idée grossière et physiquement fausse que celle des Alexandrins, croyant que les artères ne renfermaient que de l'air, et que ce gaz y pénétrait par la trachée. Mais cette idée n'était grossière que parce qu'elle était grossièrement vraie. Les artères contiennent du sang, mais du sang imprégné d'un des éléments de l'air atmosphérique incessamment introduit par la trachée. Les *laits répandus* sont aussi une idée physiquement fausse, mais une idée pathologique grossièrement vraie. Qui oserait dire que le sang de la femme n'est pas imprégné de qualités toutes spéciales et assez bien connues aujourd'hui, en rapport avec les besoins intra-utérins et plus tard extra-utérins de l'enfant ? Et qui pourrait nier que ces matériaux, si altérables, si facilement malades, ne forment ceux des sécrétions morbides plastiques et purulentes qui pleuvent chez la puerpérale sous l'influence de la moindre irritation? N'y a-t-il pas une ressemblance, anatomique au moins, entre le sang du rhumatisme aigu et le sang de la femme arrivée aux derniers mois de la grossesse? Quoi de plus commun aussi chez elle que les affections rhumatoïdes aiguës et chroniques?

Ce n'est pas que les suites de couches réfractaires et devenues personnelles, aient un cachet spécial de puerpéralité. Non; ce cachet, cette physionomie s'effacent au fur et à mesure qu'on s'éloigne de l'accouchement; mais soit à elles seules, soit fondues avec quelque diathèse excitée et développée par elles, elles n'en forment pas moins des maladies chroniques du caractère le plus rebelle. Je ne signale ces faits ignorés dans nos nosologies et nos cliniques, mais si bien connus dans les familles et la pratique particulière, que pour établir l'existence d'une nosologie puerpérale, et ruiner cette opinion irréfléchie qui anéantit la fièvre grave des couches devant la fièvre grave des opérés, sous prétexte que l'accouchement n'est qu'un traumatisme. D'ailleurs, on verra tout à l'heure, que l'existence de cette nosologie est le fondement d'une bonne prophylaxie de la fièvre puerpérale grave. Avant son accident et son traumatisme, celui qui sera opéré se porte bien. Il n'y a en lui aucune disposition à la maladie, ni même aucun de ces changements d'état qui, sans être la maladie, créent pour elle une susceptibilité prochaine particulière et bien définie. La dentition, la puberté, la ménopause, la GROSSESSE surtout, sont de ces états.

V

Il sort de la grossesse une foule d'affections, les unes indéterminées et sans nom dans la nosographie, les autres bien déterminées et dont on a fait des entités morbides, des maladies proprement dites. La fièvre puerpérale en est une. Mais comme toutes les maladies qui ne sont qu'une des branches nombreuses d'un tronc commun, une espèce d'un genre, elle a beaucoup de points de contact avec les autres espèces congénères, péritonite, métro-péritonite, phlébite, lymphite utérine, toutes fébri-phlegmasies dont le fonds, en contractant une puissance morbide de plus, atteint au typhus puerpéral.

C'est même ce qui explique le malentendu dont l'Académie vient de donner un exemple qui restera mémorable dans l'histoire des fièvres et des phlegmasies. Les accoucheurs placés à la tête des *Maternités*, y observent les maladies puerpérales à leur plus haute puissance et dans les conditions les plus propres à engendrer le typhus : ils sont essentialistes ou généralisateurs, et presque tous contagionistes ou y inclinant fort. Les anatomistes ou localisateurs, au contraire, observent tous dans les hôpitaux ordinaires où les formes du typhus puerpéral sont rares, la mortalité moins considérable, les cas moins malins, la mort moins rapide, les lésions cadavériques mieux formées. On a vu des élèves sortant d'observer dans ces dernières conditions, passer à la Maternité, et superbes de phlébitisme, confesser au bout de quelques mois la fièvre puerpérale à qui ils étaient venus donner une leçon. Donc, du même fonds, et suivant les circonstances qui le modifient, naissent des phlegmasies, des fébri-phlegmasies et des fièvres dans un mouvement continuel de transformation. Tous les efforts des essentialistes n'empêcheront pas cela, parce qu'ils n'empêcheront pas la maladie d'être simultanément locale et générale, explosion pyrexique centralisée vers les organes du bassin sous forme de phlegmasies, de suppurations, de gangrénescences, de ramollissements, de sidérations locales. Les étroites obstinations des localisateurs ne la feront jamais, non plus, prendre pour une maladie exclusivement et primitivement traumatique, se généralisant mécaniquement à la manière dont une maison ou une cité s'infectent par des eaux malsaines puisées dans quelque sentine et transportées par une pompe à tous les habitants. Quelle pensée de prophylaxie peut naître de cette pauvre conception ?

La question de prophylaxie a été posée par les essentialistes; c'est leur plus grand mérite. — Ils connaissent mieux les affections locales que les localisateurs les affections générales. — Avec moins d'ontologie, ils auraient vu que leur typhus des Maternités n'est qu'une superfétation morbide qui a la même base pathologique que les affections puerpérales simples. — La fièvre puerpérale grave en province. — Elle existe, mais elle manque d'aliment et de conditions pour sévir et se généraliser. — L'encombrement des grandes villes, et celui des Maternités par-dessus, sont aux fièvres puerpérales graves ce que les marais sont aux fièvres palustres, des foyers permanents de maladies dont les épidémies sont les accès. — Les épidémies sont la vie des maladies aiguës. — La sporadicité continue et indéfinie en serait l'extinction. — Il faut sporadiser la fièvre puerpérale en disséminant ses foyers. — Assistance à domicile. — Décomposition lente des maladies puerpérales graves par les progrès de la civilisation. — Agir avec une foi généreuse. — Rôle nouveau de l'Académie de Médecine.

I

Il faut rendre cette justice aux essentialistes : Si quelque importante mesure d'hygiène publique surgit tôt ou tard des débats académiques, si graves par le sujet, si grands par l'intention et le but, ce résultat devra leur être reporté. C'est un essentialiste qui a ouvert la discussion dans un sentiment d'humanité. C'est un essentialiste qui l'a close par des conclusions radicales et généreuses dans le sens de la révolution et du progrès en Assistance publique. Les localisateurs n'ont eu à offrir, contre un fléau populaire, que des sangsues, de la térébenthine, des vésicatoires, du sulfate de quinine, du mercure, des drogues !...

Placés plus haut que leurs adversaires, embrassant un horizon plus vaste, les essentialistes ont saisi plus de vérité. Qui peut plus peut moins. Tout en reconnaissant dans la puerpéralité un état morbide primitivement général, ils ne nient pas les maladies locales du genre. A leurs yeux, les unes n'empêchent pas les autres. Cela même leur permet de voir les maladies locales avec plus de justesse que les localisateurs, qui ne voyant qu'elles et tout par elles, les connaissent ordinairement d'une manière incomplète. Tandis que l'essentialisme ne cache pas la vue des maladies locales, l'anatomisme cache bien souvent, au contraire, la vue des maladies générales. L'un a donc un grand avantage sur l'autre. Je n'invente pas cela, je le constate; c'est, l'histoire de la Médecine en main, un fait général et qui a force de loi.

Embrassant plus de vrai en principe, les essentialistes ont aussi embrassé plus de vérité pratique, c'est-à-dire plus de bien. Ils ont tourné le dos à la pharmacie impuissante, complice par ses longs abus, de l'homœopathie, et ont tendu la main à la Médecine de l'Espèce, à l'hygiène. Il ne leur manque que deux choses pour dominer de tous points les localisateurs. La première, je l'ai longuement exposé, c'est d'organiser leur fièvre puerpérale. Elle a besoin d'être *désontologisée*. Ce n'est pas tout de professer les fièvres : il faut leur donner des bases organiques, mais prises dans l'anatomie d'évolution et non dans l'anatomie morte. Broussais ne se doutait pas qu'il ne renversait les fièvres que pour qu'on les restaurât sur des fondements anatomiques; non pas les siens, à la vérité, car l'anatomie même générale de Bichat qu'il suivait, ne pouvait pas servir à cette restauration et ne devait aboutir qu'à l'anatomie pathologique descriptive; mais sur les données de l'anatomie vivante ou de l'embryologie.

J'ai tenté cette organisation de la fièvre puerpérale d'après ce principe. On le peut, on le doit pour toutes les autres fièvres. Les anatomistes, les localisateurs qui ont droit à une satisfaction, l'obtiennent ainsi; et n'ayant plus rien à réclamer, aucune raison d'être, leur système disparaît par la force des choses.

II

Le second défaut des essentialistes, au moins dans la discussion académique, est d'avoir isolé leur fièvre puerpérale de toutes les autres affections aiguës congénères, et d'en avoir fait une espèce aussi distincte de celles-ci, que la rougeole de la pneumonie. Ils ont, par là, heurté si fort les localisateurs, que ceux-ci se sont cramponnés plus opiniatrément que jamais à leur système, comme si on avait voulu leur enlever leurs lésions locales, leurs phlegmasies, leur phlébite et tout ce qui s'en suit.

Quelle probabilité, en effet, qu'une fièvre n'existe qu'à l'état grave, ne règne qu'épidémiquement, n'apparaisse qu'en typhus? Où donc est la fièvre puerpérale simple, bénigne, à la première puissance, la fièvre puerpérale sporadique? Montrez-la moi. Pas de fièvre qui n'existe sous ces deux types; et la fièvre puerpérale seule ferait exception!

Les maladies puerpérales aiguës à l'état sporadique sont des phlegmasies et des fébri-phlegmasies plus ou moins graves, expression d'une altération du sang et des humeurs puerpérales.

Lorsqu'une constitution épidémique — l'encombrement hospitalier aidant — élève cet état impersonnel et aigu à sa plus haute expression, elle en fait une de ces maladies pestilentes où le nerf et le vaisseau, les centres de l'innervation et le sang, simultanément frappés de stupeur et de dissolution, déconcertent toute réaction saine et salutaire comme toute thérapeutique, et qu'on nomme les typhus : typhus puerpéral dans l'espèce, qui, aux caractères communs du genre, joint ceux de toutes les affections puerpérales aiguës, la purulence généralisée et la concentration des lésions vers les organes du bassin, lorsque la précipitation de l'empoisonnement général ne leur ôte pas le temps de se former.

L'encombrement n'explique donc pas tout; mais il fournit une matière à typhus abondante et concentrée. Les grandes villes, Paris, sont sous ce rapport doublement funestes. Encombrement de la cité, et par-dessus, encombrement de l'hôpital, tout s'y réunit pour aggraver les fièvres puerpérales.

III

Mais la fièvre puerpérale grave ne règne-t-elle qu'à Paris et dans les grands centres? Est-il vrai qu'elle soit inconnue dans les petites localités, comme on se plaît systématiquement à le dire? Qu'on se garde de le croire; on s'exposerait à de cruelles déceptions. Elle est rare, incomparablement plus rare qu'à Paris; mais elle existe; et chose remarquable, quand elle sévit, c'est épidémiquement. A l'état sporadique, on ne connaît guère en province et dans les petites localités, que les phlegmasies puerpérales plus ou moins circonscrites, plus ou moins saines. Puis, à certains moments, on entend parler de femmes en couches mortes rapidement de fièvre puerpérale grave avec ou sans symptômes de péritonite foudroyante. Ces cas se reproduisent, se multiplient plus ou moins dans la même contrée. Un bon nombre en sont tout à fait exemptes; on n'y a jamais rien observé de semblable. Dans d'autres, cela se renouvelle à de certains intervalles, mais toujours infiniment plus rares qu'à Paris.

Dans mon département (Jura), les femmes en couches succombent parfois, dans les villages surtout, avec une rapidité terrible à une fièvre puerpérale grave qu'on appelle dans le pays le *pourpre* ou *millet*. Un frisson avec décomposition des traits et dyspnée nerveuse, ouvre la marche. Le ventre se ballonne, le pouls est petit et précipité; puis la peau se recouvre du pourpre ou millet. Celui-ci est rouge ou blanc, c'est-à-dire formé, dans le premier cas, par des vésicules enflammées, et dans le second, d'emblée purulentes. L'apparition de ce signe, quel que soit l'un des deux caractères qu'il revête, est funeste. La femme meurt en très peu de temps. Je n'ai pas d'autres détails. J'ignore surtout ce que l'anatomie pathologique pourrait apprendre sur l'état du péritoine et des organes génitaux dans ce typhus. Ce que je sais bien, c'est qu'il est puerperal, et que sauf l'éruption fatale qui lui a donné son nom (le pourpre ou millet des femmes en couches), il ressemble trait pour trait au typhus puerpéral épidémique de nos Maternités. Il éclate par bouffées épidémiques, et frappe, entre tous, les paysans pauvres et mal conditionnés. Il est bon d'ajouter que la suette miliaire règne de temps en temps dans le département. Hors de cela, la nosologie puerpérale aiguë y est simple et bénigne.

Revenons à Paris.

Le problème devrait être de l'amener progressivement, dans un temps plus ou moins long, à l'état sanitaire puerpéral de la province. Là, ce qui domine, ce sont les formes inflammatoires, rhumatiques et assez rarement purulentes des affections puerpérales aiguës; puis, les suites de couches chroniques. Voilà l'idéal que doit se proposer la Métropole. En province, les épidémies dont j'ai parlé sont très rares. La matière y manque. A Paris, elles sont d'une fréquence désespérante. L'encombrement, l'empoisonnement de l'homme par l'homme, une misère toute spéciale, le grand nombre des filles-mères, des conditions typhigènes de toutes sortes, semblent les attirer et les tenir comme en permanence, avec des rémissions plutôt que des intermittences parfaites. Quand la fièvre puerpérale ne règne pas, c'est qu'elle se prépare à régner. La latence et l'incubation sont des lois de la vie; et l'intermittence qui n'est pas autre chose qu'une incubation, est la loi même des maladies.

IV

De même que pendant l'apyrexie d'une fièvre paludéenne périodique, l'accès se charge pour éclater le lendemain; et que ce temps de repos apparent, n'est que le repos des symptômes pendant lequel s'accomplissent des actions pathologiques intimes très importantes, de même pendant l'intermittence épidémique, les

éléments morbides incubent et mûrissent pour un accès à venir.
L'encombrement fournit les matériaux de cette incubation. Paris
est un foyer permanent de fièvre puerpérale dont les accès font
de temps en temps explosion, et qu'il faut attaquer non pendant
qu'ils sévissent, mais pendant qu'ils se forment, pendant l'apyrexie, si je peux m'exprimer ainsi. Les marais non plus ne donnent pas lieu continuellement aux fièvres palustres. Ces fièvres
apparaissent aussi par accès épidémiques, toutes choses égales
d'ailleurs, je veux dire, indépendamment de l'état de débordement
ou de desséchement des *palus*. On supprime les marais : Il faut
supprimer les encombrements de femmes en couches, ces mares
infectes où dorment les accès de fièvre puerpérale épidémique.

V

Remarquez que la fièvre puerpérale ne règne pas épidémiquement
à Paris, comme ferait une maladie spécifique, la fièvre typhoïde, la
scarlatine, le choléra. Il n'y a pas d'épidémies toutes spéciales et
uniques de cette fièvre. C'est un argument péremptoire contre
les essentialistes. A un moment donné, la fièvre purulente des
blessés se met à sévir plus fréquente et plus maligne dans les hôpitaux. Les opérations se compliquent d'érysipèle. Puis, apparaissent en ville des furoncles, des anthrax, des orgeolets, des pana-
ris, des angines, etc., les rhumatismes aigus suppurent : toutes
maladies qui dénoncent une transformation purulente facile. C'est
alors que le typhus puerpéral se réveille dans les Maternités, tandis que dans les hôpitaux ordinaires, les phlegmasies puerpérales
suppurées, lés abcès péri-utérins et mammaires, les affections
post-puerpérales plus ou moins graves, sont communes. Or, à
quoi tient-il que Paris soit l'atelier où se fabrique incessamment
la matière de ces accès épidémiques, si ce n'est à son double
encombrement ? Les hôpitaux, les Maternités sont les plus frappés,

parce qu'ils sont l'encombrement de l'encombrement. Quelquefois même, et dans les accès les moins graves, ils ont seuls à souffrir. C'est là que la maladie éclate à sa plus haute puissance, atteint au typhus et devient infectieuse. Ces conditions attirent et favorisent les épidémies, ai-je dit. Il est donc urgent de faire dominer de plus en plus la sporadicité sur l'épidémicité. Or, la sporadicité, c'est le temps de repos, c'est l'apyrexie des maladies aiguës dont l'exacerbation constitue l'épidémicité.

VI

Il semble que pour régner, les maladies aiguës aient besoin des masses ou des populations. C'est, en effet, quand elles agissent sur les masses, c'est dans les constitutions médicales et les épidémies, qu'elles possèdent au plus haut degré tous leurs caractères. J'ai cette conviction, que si les maladies susceptibles de sévir épidémiquement, les maladies aiguës, pouvaient cesser d'éprouver ces recrudescences, ces accès qu'on nomme des épidémies, elles s'atténueraient indéfiniment. Je l'ai déjà dit : Haller appelait les épidémies la vie des maladies aiguës. Ce grand homme n'a peut-être pas émis deux idées de la force de celle-là. L'épidémicité, en effet, est encore plus caractérisée par la malignité et la léthalité des cas, c'est-à-dire par leur vie morbide plus intense, que par leur nombre dans un temps donné. Une épidémie est une unité morbide, et non un total fortuit de cas individuels. Il faut rompre ce corps des épidémies, et en disséminer les membres. La sporadicité où s'abâtardissent les maladies aiguës, n'est pas autre chose.

VII

Qu'on ne croie pas que ce soit sans raison, qu'au commencement de cet article, j'ai tant insisté sur l'importance de considérer la nosologie puerpérale dans son ensemble pour comprendre une des affections dont elle est composée; et que j'y ai fait remar-

quer — chose qui pouvait d'abord paraître un hors-d'œuvre —
des affections post-puerpérales, sub-aiguës, aiguës-chroniques,
chroniques enfin.

Si les maladies aiguës sont fort distinctes des chroniques, elles
ont pourtant une certaine tendance à s'associer et à former des
espèces bâtardes. Ces associations, ces croisements sont plus ou
moins faciles; et cela suppose qu'il y a des degrés ou des puissances d'acuité variables. Or, le plus haut degré d'acuité est me-
suré par le plus haut degré d'épidémicité ou de susceptibilité de
régner à l'état épidémique. Réciproquement, le degré le plus
faible se mesure par la moindre capacité épidémique et par la disposition plus habituelle à la sporadicité. C'est dans ce dernier
état que s'opèrent le plus facilement les associations des maladies
aiguës avec des affections personnelles ou chroniques. Aux maladies aiguës fortement elles-mêmes ou fortement épidémiques, se
marient difficilement les maladies chroniques.

Ce qu'il faut obtenir, c'est cette déconcentration des maladies
puerpérales aiguës, c'est de les réduire à leur plus faible puissance, de leur faire descendre l'échelle de gravité à laquelle je me
suis tant attaché, comme à un instrument qui servait à mesurer
le progrès de la prophylaxie ou de la Médecine de l'Espèce. Or,
pour démolir les superfétations épidémiques de la fièvre puerpérale et la simplifier, il faut la rendre individuelle autant que possible, et favoriser par ce moyen la prédominance des éléments
morbides personnels ou chroniques, sur celle des éléments épidémiques ou aigus. Les premiers s'useront ensuite par l'invigoration
croissante de l'espèce. C'est le procédé de la nature pour l'abâtardissement, c'est-à-dire la dégénération et l'affaiblissement des
maladies épidémiques. Il faut que la civilisation la seconde dans
cette œuvre réparatrice. Or, *sporadiser* la fièvre puerpérale, c'est,
je le répète, en disséminer les foyers.

Je me rallie au vœu de M. Depaul.

VIII

Le désencombrement nosocomial poussera au désencombrement domestique. Si la puerpérale soignée à domicile ne devait pas y trouver l'air, la lumière, le calme, le reconfort de ses entrailles, la sécurité matérielle, — au moins jusqu'au jour des solides relevailles et de l'aptitude au travail ; — si elle ne devait pas y trouver aussi l'intérêt de l'Assistance publique personnifié dans ses représentants de tous les degrés, cet intérêt qui en se particularisant, paraîtra moins banal et inspirera de toutes les influences la plus médicatrice, la reconnaissance d'une créature relevée à ses propres yeux et aux yeux de la société, il est évident que la suppression des Maternités ne serait qu'un demi-bienfait. Mais ce progrès clocherait trop scandaleusement, pour tarder à s'accomplir. On ne retournerait pas aux entassements et aux empoisonnements mutuels. Alors, comme je l'ai dit, on serait forcé de dissiper l'encombrement domestique et celui de la cité, comme l'encombrement hospitalier. Un progrès en commande toujours beaucoup d'autres.

Le typhus puerpéral qui a fait l'objet des débats académiques, est le produit accumulé de plusieurs siècles d'une Assistance publique rudimentaire, et malgré ses progrès, encore barbare. Il ne faut donc pas s'attendre à voir disparaître le fléau tout à coup en même temps que les Maternités. Les maladies arrivées à ce point se sont faites lentement, elles se décomposeront de même. Il y a du mal qui s'est amassé avec le temps, que le temps seul détruira. Or, le temps, ici, c'est l'action indéfiniment bienfaisante de la civilisation.

IX

Ceux qui ont le malheur de ne croire qu'à ce qu'ils voient, ne goûteront pas fort ces résultats en espérance, et toute la doctrine pathologique qui les explique et les justifie, qu'ils expliquent et justifient à leur tour. Ils voudraient jouir *hic et nunc*. Eh! *modicæ fidei*, vous mangez les fruits de la foi de vos pères. Sans elle, vous seriez serfs, corvéables, matière d'hôpital et d'amphithéâtre, et vos femmes, peut-être, sujettes du typhus des Maternités. L'humanité est solidaire. Méritez par vos œuvres de vivre en vos neveux, et vous verrez en eux un jour, ce que vos pères voient en vous aujourd'hui.

X

L'Académie de Médecine remplit depuis quelque temps une grande fonction. La Faculté n'existe plus que comme institution de l'État. Elle fait des docteurs; mais elle ne fait plus ni doctrine ni science. La vie, l'intérêt se sont transportés à l'Académie. On dirait que, par une sorte d'instinct, ce corps savant cherche à combler le vide de l'École. Sa tribune est une chaire autour de laquelle la Presse rassemble le public médical du monde entier. Elle va sentir, elle sent déjà le besoin de parler de haut à ce grand auditoire. Parler de haut, c'est parler avec une croyance et des principes. L'Académie ne s'adresse pas à des élèves; elle n'a pas charge de les préparer à leurs examens; et pourtant, elle enseigne par le fait, et déjà ils se pressent à ses séances. Mais l'anatomie pathologique, la séméiologie et la statistique qui font aujourd'hui toute la science des maladies à l'École, ne suffisent pas à une Académie.

TABLE DES MATIÈRES.

Pages.

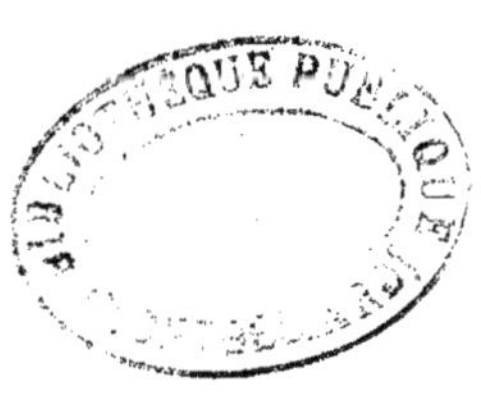

Paris. — Imprimerie FÉLIX MALTESTE et Cie, rue des Deux-Portes-St-Sauveur, 22.

www.ingramcontent.com/pod-product-compliance
Ingram Content Group UK Ltd.
Pitfield, Milton Keynes, MK11 3LW, UK
UKHW020842120726
13693UKWH00002B/785